國醫大師

国医大师熊继柏手书疑难危急病症医案

◎熊继柏 著

湖南科学技术出版社
·长沙·

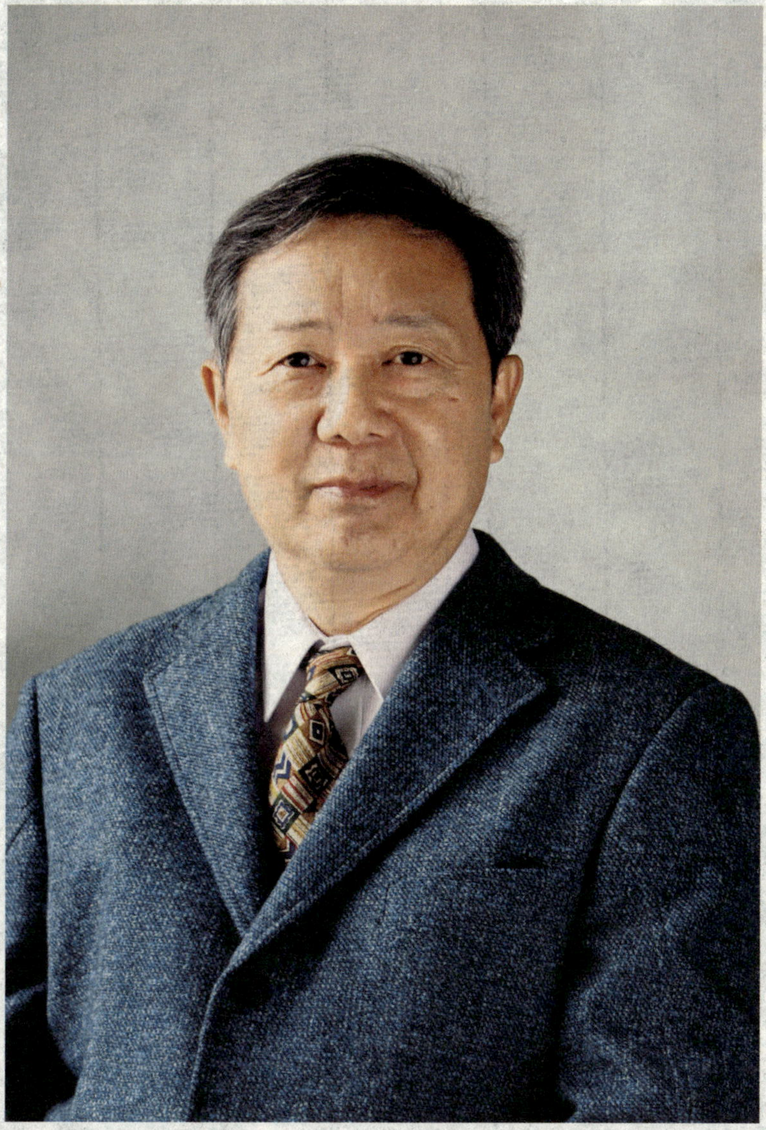

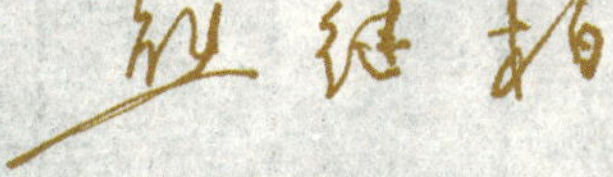

作者简介

熊继柏，一九四二年出生，湖南省石门县人，中共党员。国医大师，中国中医科学院学部委员，湖南中医药大学教授，主任医师，博士生导师。湖南省第一届名中医，湖南中医药大学第一附属医院特聘学术顾问、终身教授，湖南省保健委员会医疗保健核心专家。全国老中医药专家学术经验继承工作第四、第五、第六、第七批指导老师，中华中医药学会内经学分会顾问。香港浸会大学荣誉教授，上海中医药大学名誉教授、内经国际研究院顾问。

熊氏十三岁开始习医，十六岁开始行医，从事中医临床六十余年从未间断，其中并从事中医高等教学三十余年，主讲中医经典课，并任湖南中医药大学《内经》教研室主任，中医经典教研室主任。擅长中医内科、妇科、儿科，善治疑难病症、危重病症，诊治疾病精于辨证施治，理法方药熟练，临床疗效卓著。其理论功底扎实、临证经验丰富、辨析思维敏捷。二〇〇六年曾受邀专程赴非洲为阿尔及利亚国家总统治愈了疾病，为中医享誉世界做出了重要贡献。

熊氏论著颇丰，撰写出版中医学专著二十二部。其主要著作有《内经理论精要》《熊继柏讲〈内经〉》《一名真正的名中医：熊继柏临证医案实录》《从经典到临床——国医大师熊继柏〈内经〉与临证经验》《一名真正的名中医：熊继柏中医真谛访谈录》《中医创造奇迹——熊继柏诊治疑难危急病症经验集》《中医临床奇迹——熊继柏诊治疑难危急病症经验续集》《国医大师熊继柏手书中医入门必读小经典》《中国传统经典名篇：熊继柏墨迹》等。

八秩小结

——写于八十寿辰

束发蒙蒙入杏林　晨昏朗朗诵医经

悬壶济济遵国手　桃李芳芳络园丁

古稀碌碌无歇止　耄耋昂昂仍耕耘

勤勉朴朴彰本色　忠心耿耿推精诚

熊继柏题

二〇二一年九月十一日

前言

中医学历史文明悠久，理论博大精深，实践经验丰富。如何传承好中医学的精华，使之发扬光大，是振兴、发展中医的重点，更是振兴、发展中医的关键之一。

本人扎扎实实从医六十余载，是一个名副其实的老中医；并兢兢业业从教三十余载，又是一个名副其实的老教师。医者，济世活人也；师者，教书育人也。亦医亦师，职责所在，传承精华，义不容辞。今于耄耋之年，在临证与讲学的繁忙之余，特地手书一部本人近年来所治验的疑难、危急病症医案。这些医案，典型真实，既遵循辨证施治法则，又展示理法方药体系。医案虽不丰而求之于精，书法虽不精而业之于勤。求精、业勤，愿与弟子们共勉而习之，并供同道们互参而详之。

本书承湖南科学技术出版社胡艳红总编辑主动为之设计，并承湖南科学技术出版社热情为之出版，谨表感谢。

熊继柏

二〇二二年三月十三日

目录

起则头眩案

王某，男，六十七岁，湖南省邵阳市人。

初诊：二〇一九年七月二十八日。

诉患头晕病已一年，其头晕发作很有特点，每站立时则头晕，因而成天只能躺卧，不能起坐，不能站立，更不能行走，曾经多次试站立后开步行走，可是刚刚迈步则晕眩而倒地，由此而晕倒过多次，但只要立即

躺下去约三分钟，则头晕立即停止，无奈就这样在床上躺了将近一年。其神志清醒，但视物模糊，耳鸣，精神疲乏，四肢无力，双手持物不稳，并有轻度麻木感。询其病史，谓既往患有高血压病和糖尿病。舌苔薄白，脉细。

此乃气虚而清阳不升之眩晕病证。

拟方：益气聪明汤加减。

西洋参10克　黄芪30克　葛根40克

白芍10克　蔓荆子10克　黄柏10克

天麻20克　菊花10克　决明子20克

炙甘草10克

三十剂，水煎服。

二诊：二〇一九年八月二十二日。

病人服药后头晕显减，已能站立，在家中可以行走五至十分钟，再也没有晕倒。其

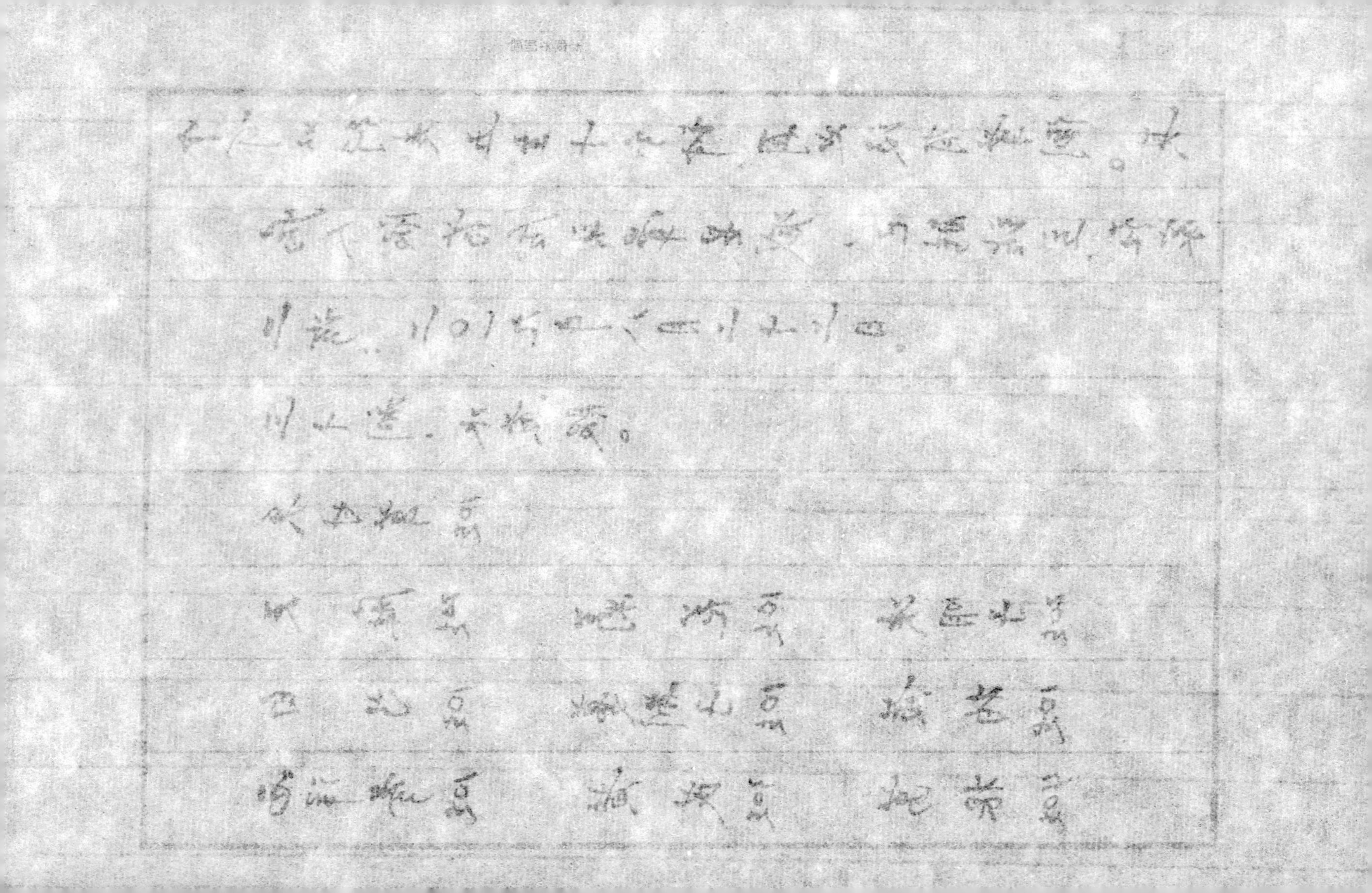

[illegible]

耳鸣、目蒙等症状亦全部减轻，但双手麻木尚未復解。病人仍不耐劳累，步行不能超过十分钟，若超过时间则头晕复作，必须立即躺下休息。舌苔薄黄，脉细。

续以原方加味：

西洋参10克　黄芪30克　葛根30克

蔓荆子10克　白芍10克　黄柏10克

天麻20克　菊花10克　决明子20克

钩藤钩30克　炙甘草10克

三十剂，水煎服。

三诊：二〇一九年九月十九日。

病人自诉眩晕大减，已能站立并可步行出半小时左右，其目蒙、手麻亦显著减轻，但近日便秘。舌苔黄，脉细。

效不更方，继以原方加火麻仁20克，再进三十剂。

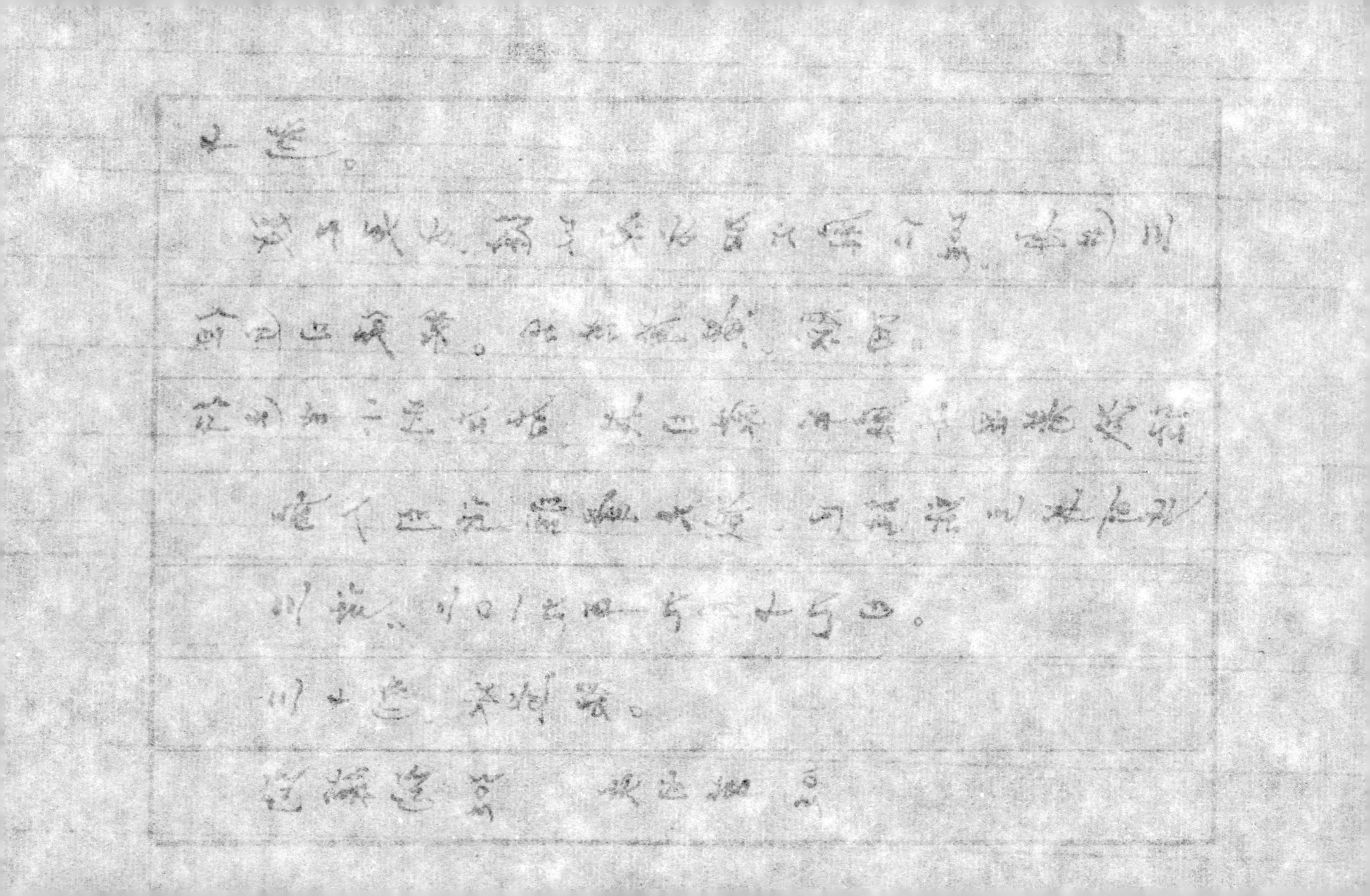

[illegible]

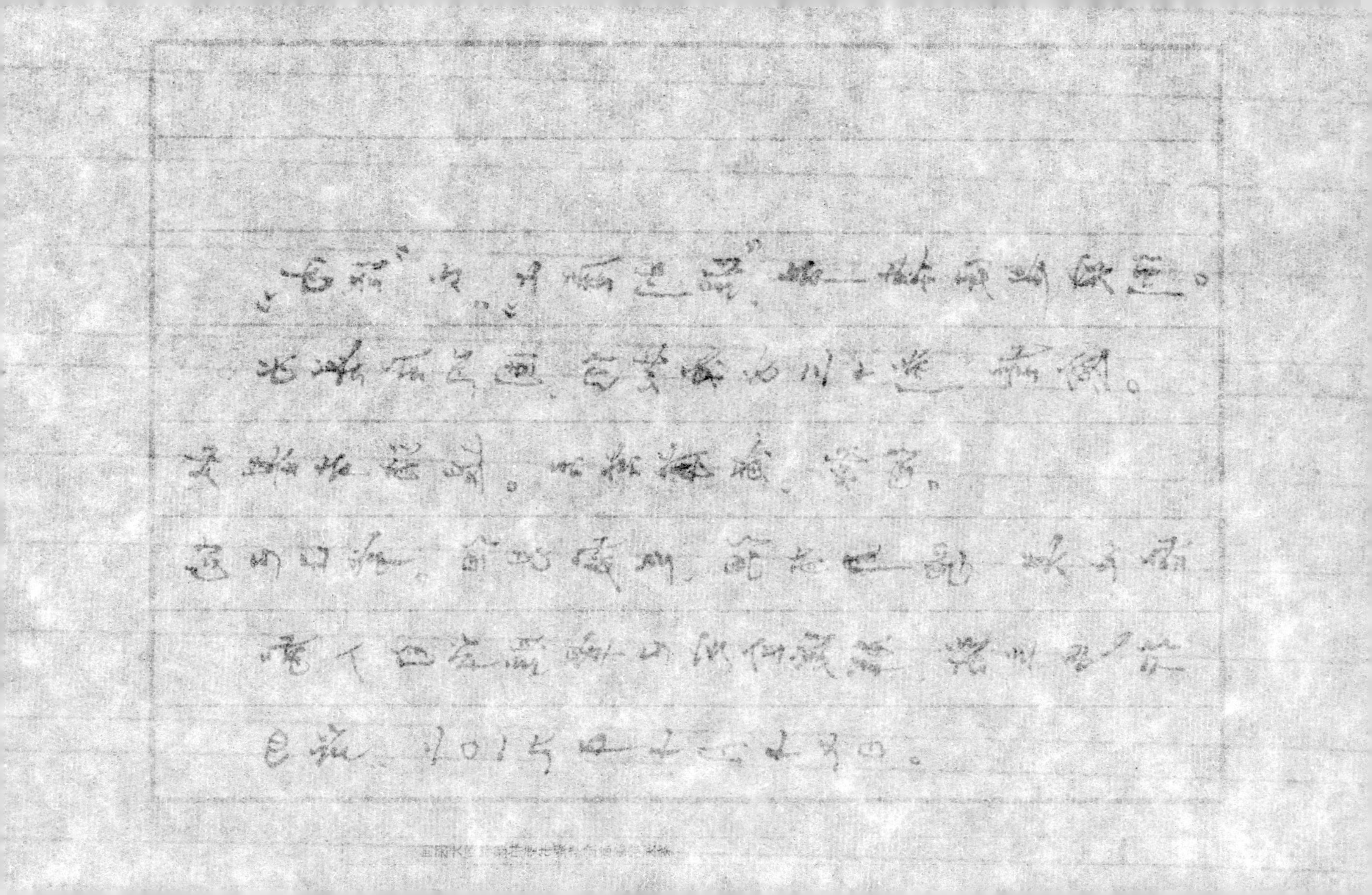

四诊：二〇一九年十月十七日。

病人自诉眩晕已完全缓解，站立步行均已正常。但易疲乏，偶有耳鸣，其他症状基本消退。舌苔薄黄，脉细。

为善后巩固，仍拟原方三十剂，痊愈。

《内经》云："上虚则眩"，本案便是实例。

痉挛性斜颈案

吴某，女，三十四岁，湖南省涟源市人。

初诊：二〇一四年十二月七日。

病人自诉从二〇〇三年开始，无明显诱因突然出现斜颈并疼痛，开始以为是睡觉落枕，在医院做了一段时间的按摩、针灸、理疗等治疗之后，其斜颈疼痛病势未减，并日渐加重，颈部强直疼痛，头颈并逐渐向左

歪斜。数月之后，其头面左侧已贴近左肩，头颈根本无法转动，并且出现颈部及左肩背部疼痛痉挛，以致吞咽十分困难，病达十一年之久。近四年来医院给以局部注射肉毒素，每三个月注射一次，但症状依然未见缓解，不仅头颈部痉挛、疼痛难忍，尤其难受的是不敢外出，因为其头部过于歪斜，几乎贴近左肩，只要一出家门，人们见到她无不表现惊异，甚至嘲笑，所以她的心情特别抑郁烦躁，特别自卑，整天以泪洗面。诊见病人右颈僵硬，头项不能随侧活动。用手触摸病人左侧颈部的肌肉，竟如绳索一般的僵硬，而且有明显的压痛感，其颈部连及右肩背部均明显疼痛。舌苔薄白，脉细而弦。

此乃筋膜拘挛之痉病。

拟方：黄芪虫藤饮合葛根姜黄散。

黄芪40克 僵蚕30克 全蝎5克

蜈蚣1条（去头足） 鸡血藤10克 海风藤10克

钩藤20克 片姜黄15克 葛根40克

威灵仙15克 甘草6克

三十剂，水煎服。

二诊：二〇一五年一月九日。

诉服药后其颈部僵挛性疼痛明显

减轻，认为药已取效，对康复大增信心。
舌苔薄白，脉细略弦。
药已取效，仍以原方再进三十剂。
三诊：二〇一五年二月八日。
诉颈部挛痛进一步减轻，头颈部已能
左右转动，其治病信心倍增。舌苔仍薄
白，脉细。
再以原方加红花，以加强活血通络作用。

黄芪40克　僵蚕20克　全蝎5克

蜈蚣1条（去头足）　鸡血藤15克　海风藤10克

钩藤20克　葛根40克　片姜黄15克

威灵仙15克　红花5克　甘草6克

三十剂，水煎服。

病人服药显效，守方再进，先后就诊七次，服药达两百剂，坚持治疗半年多时间，其斜颈逐渐复正，颈痛完全控止，头颈部已完全恢复正常状态。

以后送的例你若试用后无妨。

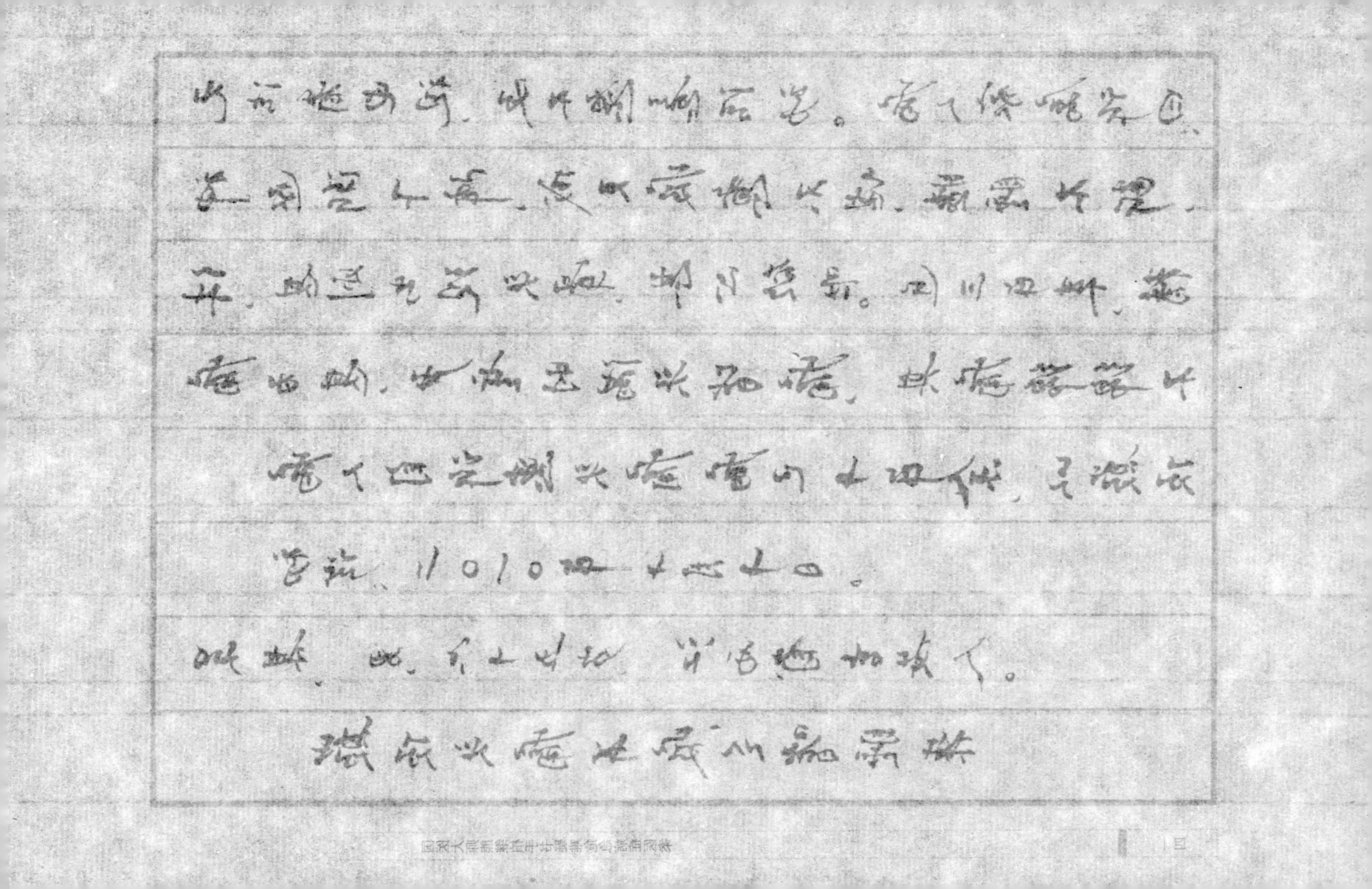

[illegible]

[illegible]

[illegible]

[illegible]

[illegible]

[illegible]

[illegible]

[illegible]

巅顶头痛并嗜睡案

吴某，男，六十五岁，江西省吉安人。

初诊：二〇一〇年十月十日。

病人自诉患头痛病已十年余，以巅顶痛为甚，严重时满头皆痛，其痛绵绵不休，甚则出现头晕，恶心欲呕。近三年来，精神逐渐下降，感夏疲惫不堪，嗜睡不断，无法看电视，更不愿意活动。病人家属诉曰：

病人每天约有三分之二的时间都在睡觉，
强行将他叫醒后，过一、二分钟又会立即睡着，
哪怕在吃饭时，刚一吃完饭，就会随即睡着。
舌质淡红，舌苔薄白，脉细。
此乃气虚头痛兼厥阴头痛之证。
拟方：顺气和中汤合吴茱萸汤加味。

西洋参10克　黄芪30克　升麻10克

炒白术10克　当归6克　柴胡10克

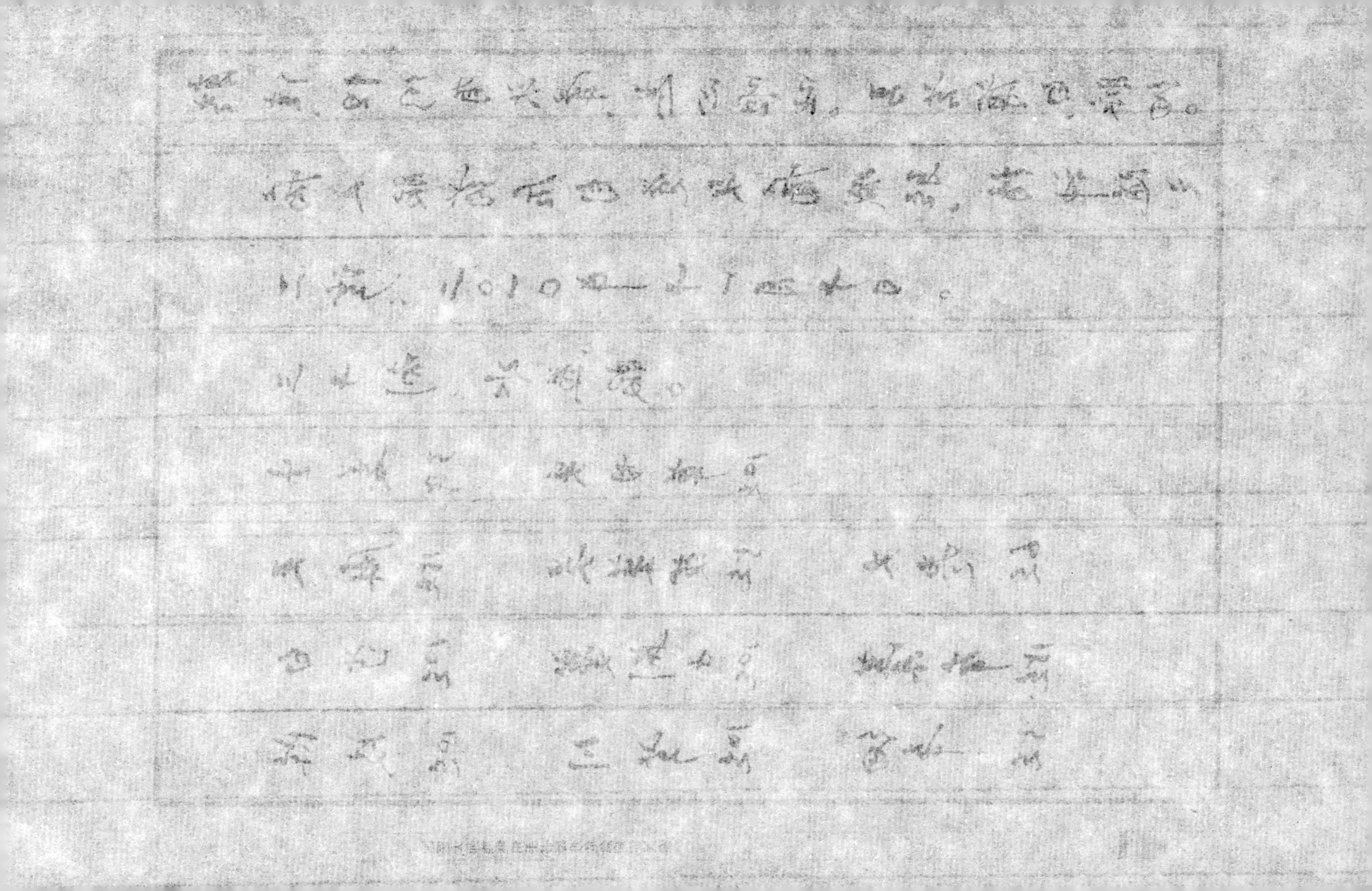

[illegible]

陈皮10克　川芎10克　细辛5克
白芍10克　蔓荆子10克　藁本15克
天麻15克　吴茱萸5克　大枣6克
生姜3片　炙甘草10克
三十剂，水煎服。
二诊：二〇一〇年十一月十日。
病人服药后自觉头痛减轻，精神随之
转佳，但仍有头晕、恶心呕吐。舌苔薄白，脉细。

仍以原方加味，再进一步取效。

西洋参10克　黄芪30克　升麻10克

炒白术10克　当归6克　川芎10克

白芍10克　柴胡10克　陈皮10克

法半夏10克　蔓荆子10克　藁本15克

天麻15克　吴茱萸5克　大枣6克

生姜3片　炙甘草10克

三十剂，水煎服。

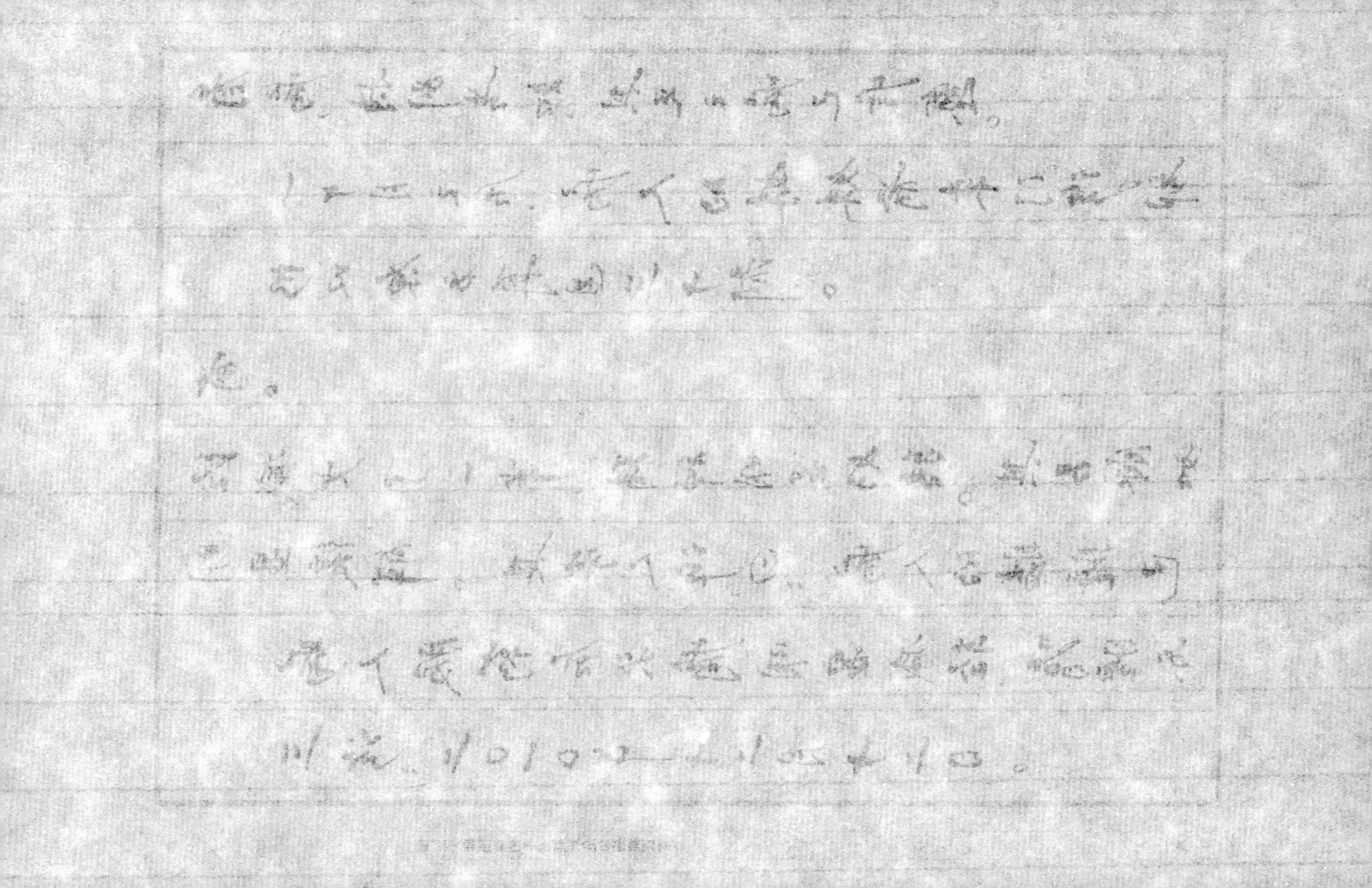

三诊：二〇一〇年十二月十二日。

病人服药后头痛明显减轻，嗜睡亦明显缓解。其家人诉曰：病人的瞌睡已经减少了一半，精神明显好转。其舌脉如前。

仍以原方再进三十剂。

一个月之后，病人的妹妹前来门诊部看病，特别告知，其兄之病已痊愈。

一侧眉棱骨疼痛案

杨某，女，十二岁，湖南省石门县人。

初诊：一九七九年五月六日。

病儿患右侧眉棱骨阵发性疼痛，每天发作十余次，每次发作半小时以上，发作时病儿呼叫，疼痛难忍，不仅疼痛剧烈，而且呕吐频频。当时农村医院条件有限，没有B超、CT等检查设备，因此医院诊断不明确。病程已历一

年余，诸治不愈。舌苔白腻，脉弦滑。

此乃痰浊夹风之头痛病证。

拟方：导痰汤合天麻止痉散加味。

陈皮10克　法半夏10克　茯苓15克

枳实10克　竹茹10克　胆南星3克

天麻15克　僵蚕20克　蜈蚣1条，去头足

白芥子10克　甘草6克　生姜3片

十五剂，水煎服。

二诊：一九九九年五月二十日。

病儿服药半个月后，头痛大减。其家长诉曰：病儿近来头痛没有大发作，但每天尚小发一、二次，但不再呼叫哭闹，呕吐已止。近段偶说头晕。其舌苔转为薄白，脉滑。

收效既显，即以原方再进十剂，其病痊愈。

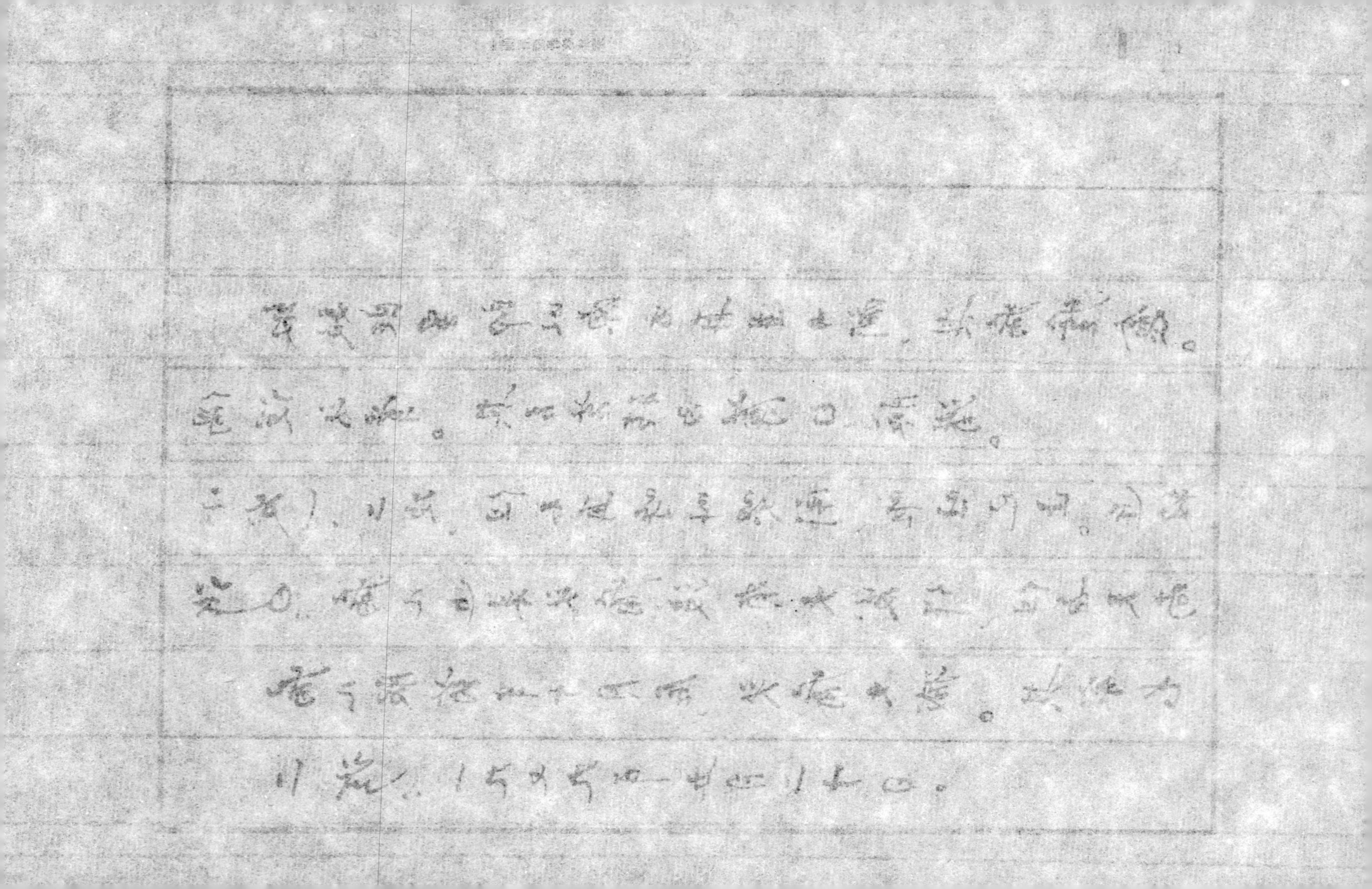

[illegible]

头部肿瘤、剧烈头痛目眩案

吴某，男，三十八岁，湖南省茶陵县人。

初诊：二〇一〇年四月十四日。

病人因头痛剧烈并逐渐加重，遂去医院检查，先后两次CT检查结论均为头部肿瘤。经住院治疗一个月，头痛未减，医院建议手术治疗，但病人及其家属均害怕而拒绝做开颅手术，并自行出院，前来就诊。

病人就诊时，其担架尚未抬进诊室，远远听到病人放声喊哎哟，工作人员上前询问原因，诉病人头痛难忍。询其头部刺痛，双目发胀，头部有烧灼感、痉挛感，并兼头晕、恶心欲呕、口苦、便秘。舌苔黄腻，脉弦数。

此乃风火上亢，痰浊阻滞之头痛病证。

拟方：泻青丸合天麻止痉散与温胆汤。

当归10克　川芎10克　羌活10克

防风10克　龙胆草6克　山栀子10克

酒大黄5克　天麻15克　全蝎5克

僵蚕30克　蜈蚣1条，去头足　陈皮10克

法半夏10克　茯苓15克　枳实10克

竹茹10克　甘草6克

三十剂，水煎服。

二诊：二〇一〇年五月十四日。

病人服药后头痛明显减轻，其哀号声已止，目胀、目蒙亦明显减轻。舌苔仍黄腻，脉弦数。

药已取效，仍以原方再进三十剂。

三诊：二〇一〇年六月十三日。

病人头痛大减，目胀、呕吐亦止。此时治疗应考虑消除其肿瘤，所谓坚者削之，

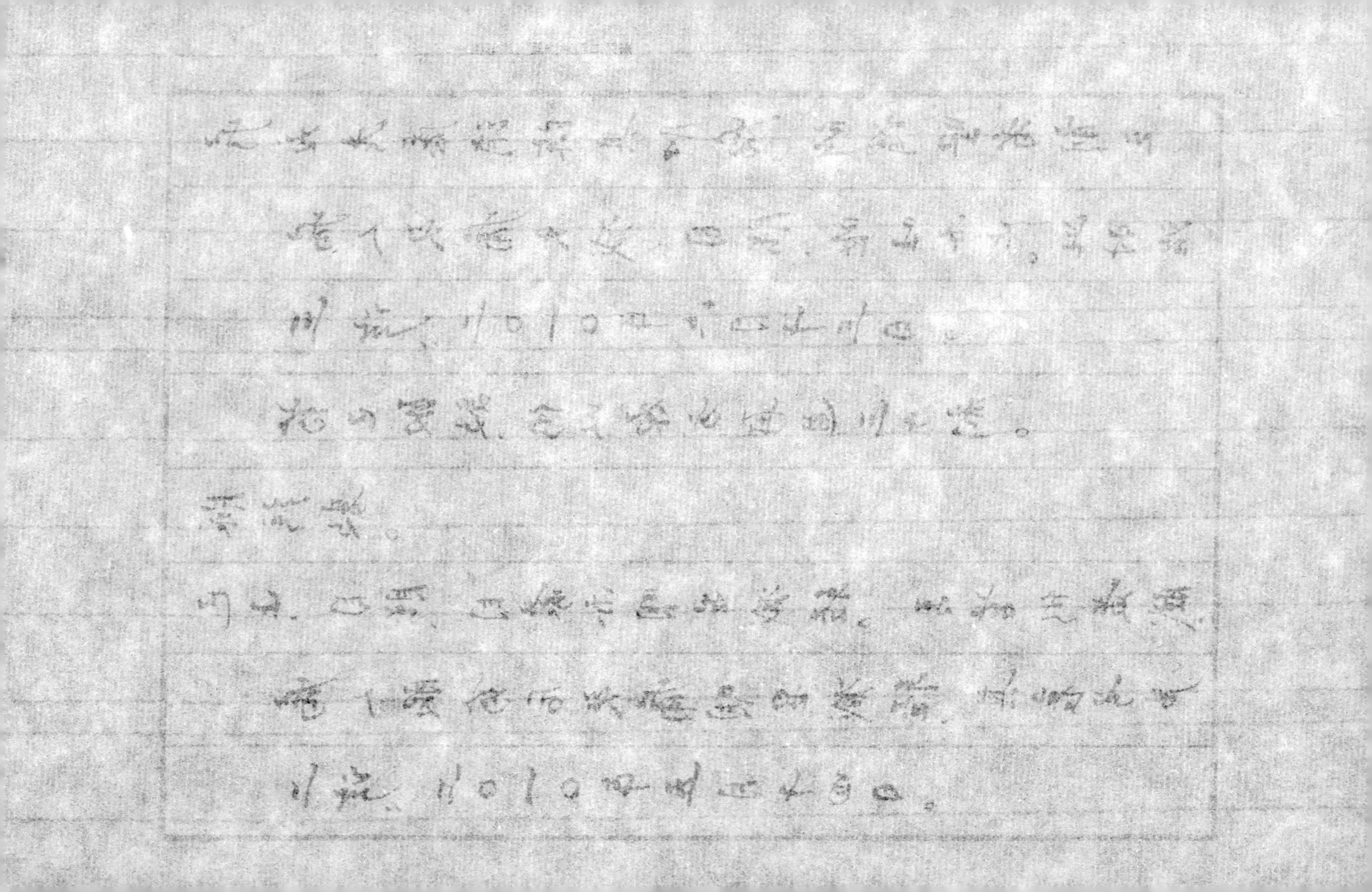

[illegible]

结者散之也。仍以原方再加三棱、莪术、夏枯草治之。

当归10克　川芎10克　羌活10克

防风10克　龙胆草6克　山栀子10克

酒大黄5克　天麻15克　僵蚕30克

全蝎5克　蜈蚣1支（去头足）　陈皮10克

法半夏10克　茯苓15克　枳实10克

三棱10克　莪术10克　夏枯草10克

竹茹6克　甘草6克

三十剂，水煎服。

四诊：二〇一〇年七月十一日

病人服药后诸症悉减，头痛已止，呕吐亦止，仅时觉头晕。此次复诊前做了CT检查，与老片对比，头部胶质瘤较前缩小。其舌苔转为薄黄腻，脉弦略数。

仍着原方再进三十剂。

五诊：二〇一〇年八月十五日。

病人带着近日的头部CT检查结果就诊，报告单提示：与二〇一〇年三月的老片对比，右侧颞叶占位病变处低密度灶明显缩小。病人自诉诸症均已消除，头痛未作，并能够正常起居劳作。

仍以原方再进二十剂，善后巩固。

二〇一八年十月，人民日报记者采访我时，

我讲到这个病例，记者特意打电话去询访，病人说：自从服中药治愈头痛诸症之后，早已停药，至今未见任何病状，生活已如常人。

[illegible]

[illegible]

[illegible]

老年肾衰竭、重度眩晕浮肿案

彭某，男，八十岁，湖南省长沙市人。

初诊：二〇一九年三月八日。

病人宿有2型糖尿病、高血压病史达三十年之久，现患肾衰竭，出现眩晕、水肿已六个月。几个月来，病人严重头晕，不能站立起坐，家人用担架抬来就诊。病人的面、足部严重水肿，疲乏、自汗、畏风。还隐住院诊断：肾衰竭，尿毒症，2型糖尿病，糖尿病肾病，高血压病，极高危。肾功能检查：血肌酐指数超过六百，蛋白尿+++，潜血+。近已住院两个月，已做血液透析治疗，但症状未能改善。病人现状：步重头晕，高度水肿，时有出血。其舌苔薄黄，脉细数。此乃肾虚、气虚并夹湿热的眩晕浮肿病证。拟方：知柏地黄丸合防己黄芪汤加味。

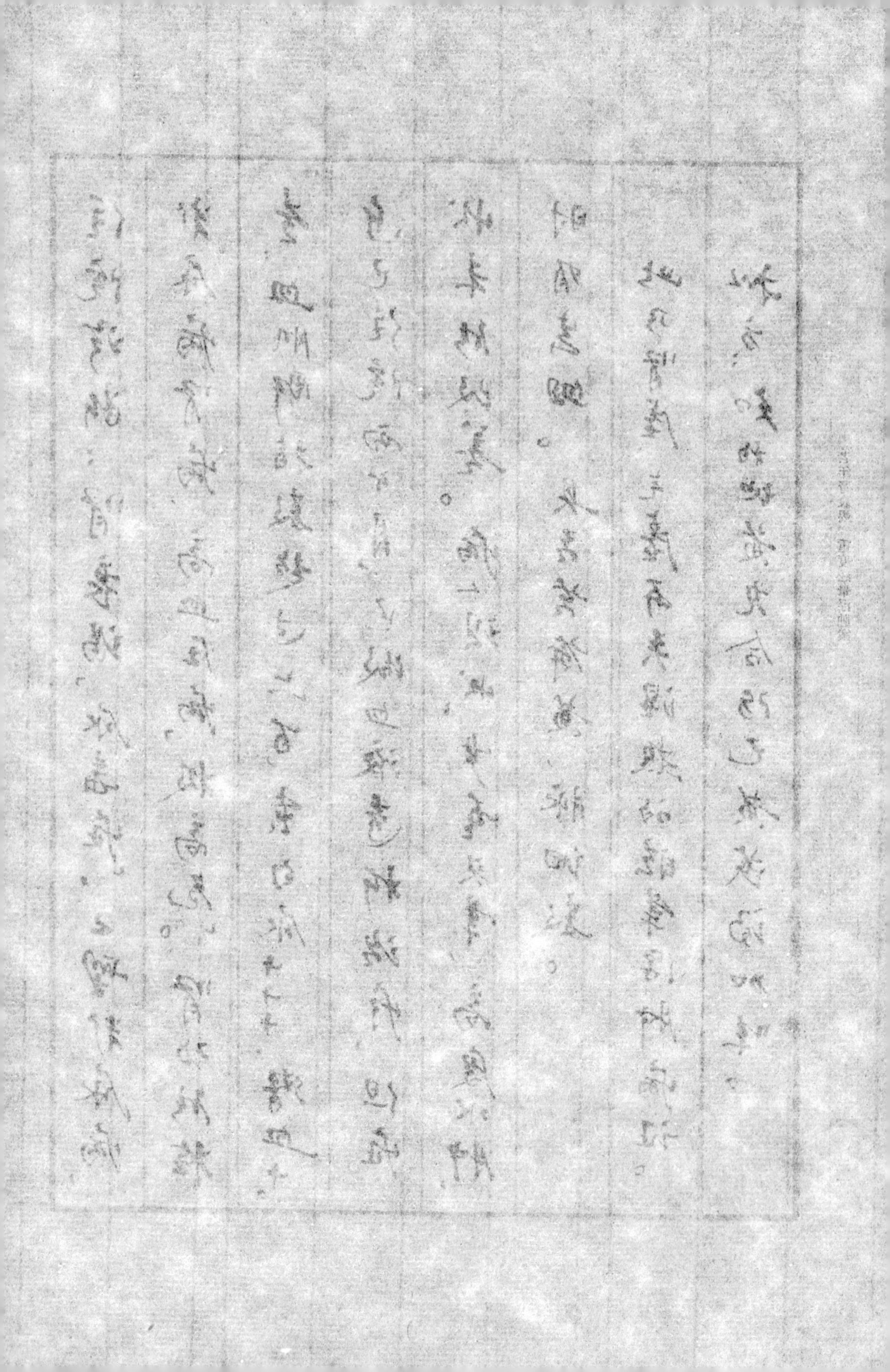

黄芪30克　炒白术10克　汉己6克

黄柏10克　知母10克　熟地10克

山药15克　茯苓15克　泽泻10克

丹皮10克　山茱萸10克　川牛膝15克

车前子10克（纱布包）　天麻15克　玉米须10克

茯苓皮15克

三十剂，水煎服。

二诊：二〇一九年四月十日

病人就诊时已脱离担架，步行进入诊室，
其眩晕显减，水肿亦减。复查肾功能：血肌酐
指数已降至二百，蛋白尿降至十。
效不更方，着以原方再进三十剂。
此后病人先后共就诊七次，服药达二百剂，
诸症悉已解除，病人已能正常生活。

半身肢体麻木三年不愈案

陈某，男，五十五岁，湖南省汉寿县人。

初诊：二〇一五年十二月六日

诉患右半身肢体麻木，且明显畏风冷，病已三年，迭经医院多次检查，并无明确诊断结论。病人自诉其右半身无汗，而左半身有汗，近三个月来出现右半身疼痛，遇天冷时，其麻木、疼痛、畏风冷等症状则明显加重。舌苔薄白，脉弦而缓。

此乃风寒外袭之血痹病证。

拟方：小续命汤。

党参15克　酒白芍10克　川芎10克

炙麻黄5克　桂枝10克　制附子6克

防风10克　汉防己6克　黄芩6克

杏仁10克　炙甘草10克

十五剂，水煎服。

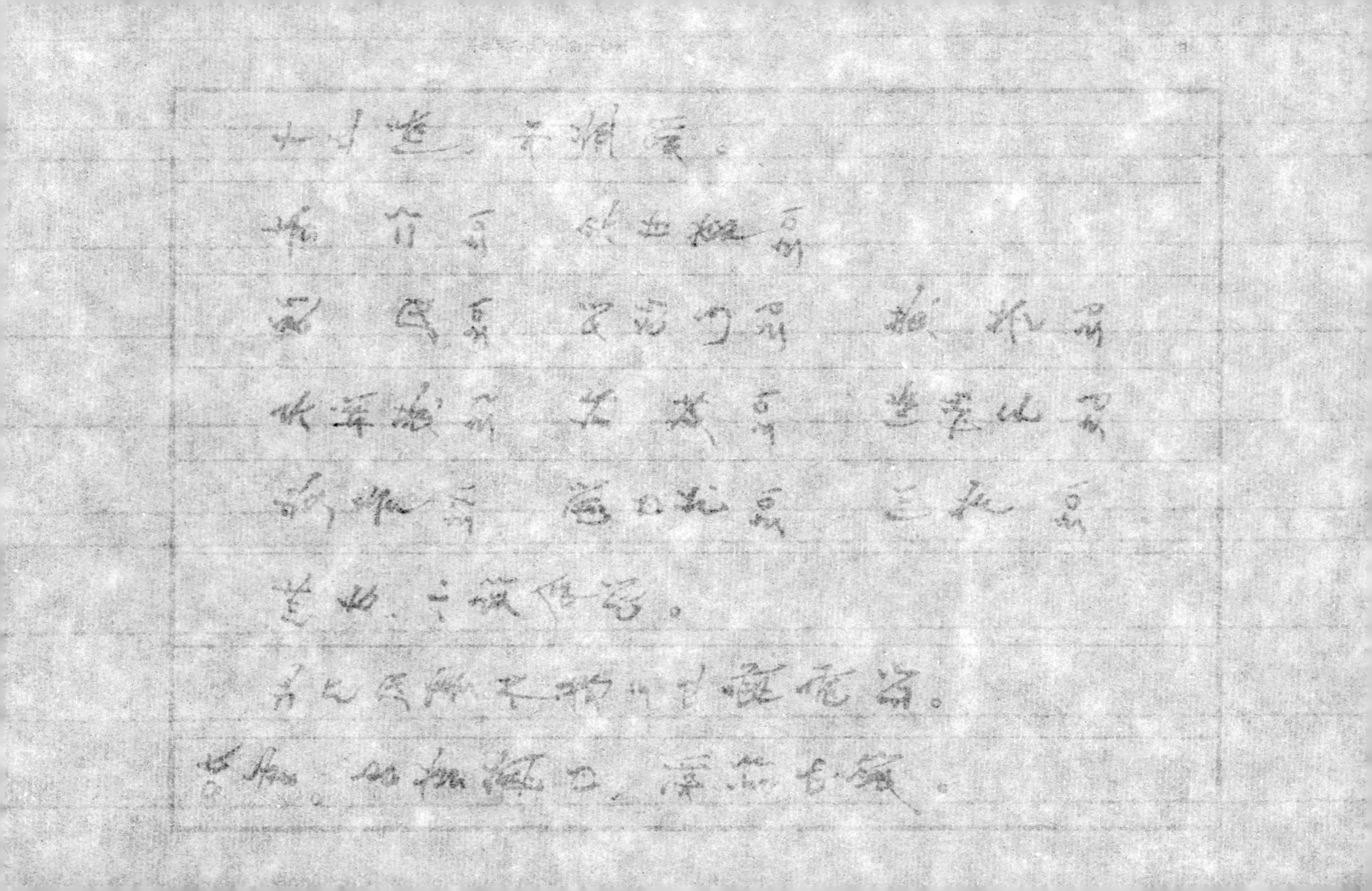

二诊：二〇一五年十二月二十七日

诉服药后右半身疼痛明显减轻，但畏风怕冷、麻木亦减。舌苔薄白，脉细。

考虑此血痹证病已三年，用小续命汤是治其标，现风寒已祛，症状缓解，则当治其本，改拟黄芪桂枝五物汤合虫藤饮治之。

黄芪30克　桂枝10克　酒白芍10克

全蝎5克　僵蚕20克　蜈蚣1条（去头足）

地龙10克 鸡血藤15克 海风藤10克
钩藤15克 大枣10克 甘草6克
生姜引
二十剂，水煎服。
三诊：二〇一六年一月二十日
病人自诉半身肢体麻木、疼痛、畏风冷及半身无汗等症状均明显减轻，尤其是麻木一症已减轻百分之九十，望继彻底

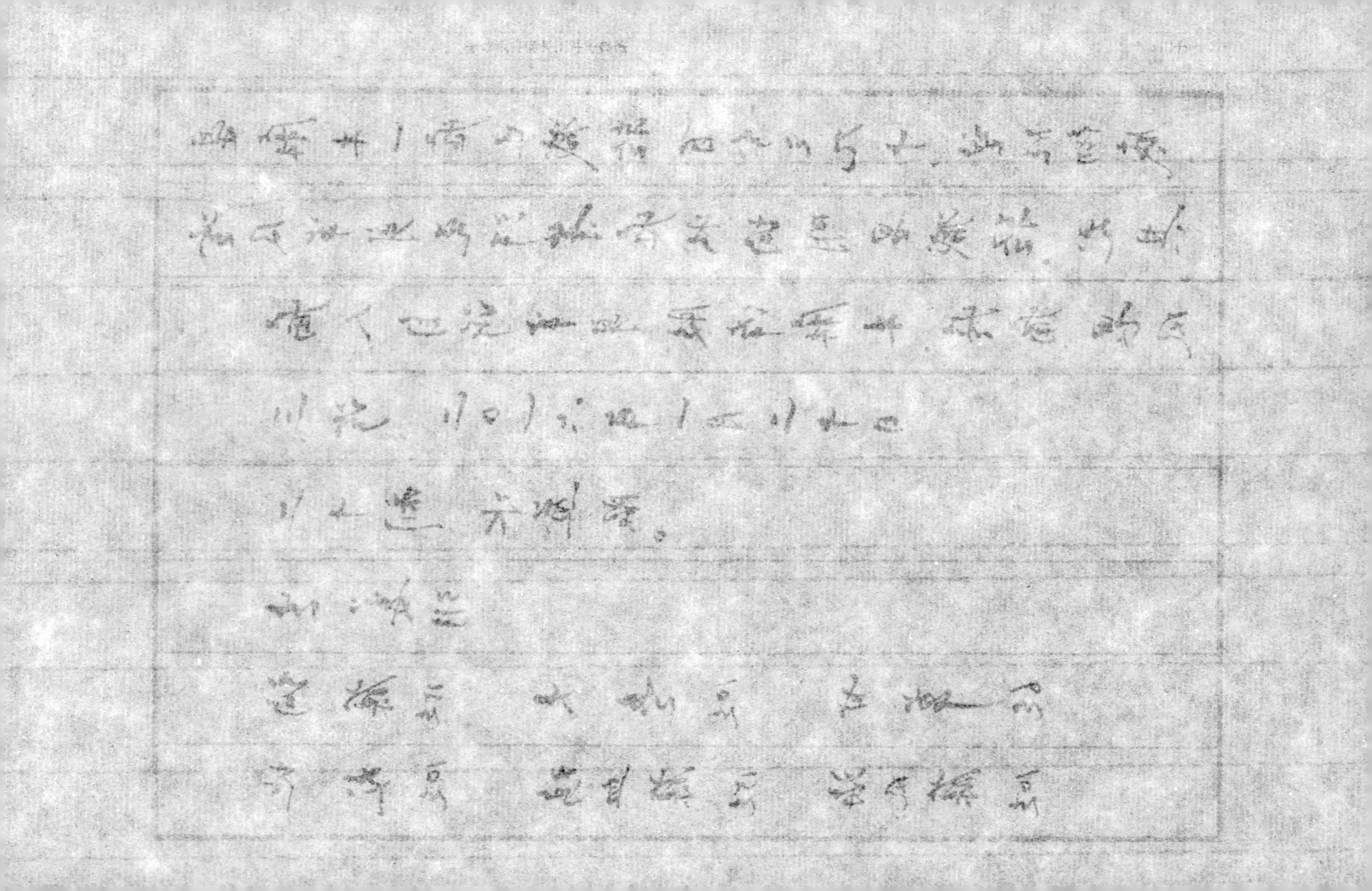

[illegible]

治愈。

再予黄芪桂枝五物汤合玉屏风散，益气疏风以和营卫。

黄芪30克　桂枝6克　白芍10克
炒白术10克　防风10克　炙甘草8克
大枣10克　生姜3片

二十剂，水煎服。

自此，其三年肢体麻木之痼疾告愈。此

痰之治，初则治其标，次则标本兼施，后则益气和营卫以治其本，皆遵标本缓急之法则也。

背部寒冷如冰五年不愈案

周某，女，八十三岁，湖南省娄底市人。

初诊：二〇一八年九月十二日。

病人自诉其背部特别畏冷，病已五年，虽暑热炎天亦觉背部冷气飕飕，逢冬季天寒时则背冷如冰。其背部长期需敷热水袋、贴暖宝宝，方能有所缓解。若保暖稍不及时，不但背冷加重，而且一身畏寒，更有甚者，并发咳喘宿疾。病人素有慢性支气管炎、肺气肿病史，平时咳吐稀白痰涎，口淡不渴。舌苔白滑，脉沉细。

此乃寒饮所致之背冷病。诚如《金匮要略》所述："心下有留饮，其人背寒冷如掌大也。"

拟方：苓桂术甘汤加味。

茯苓30　桂枝10　炒白术10

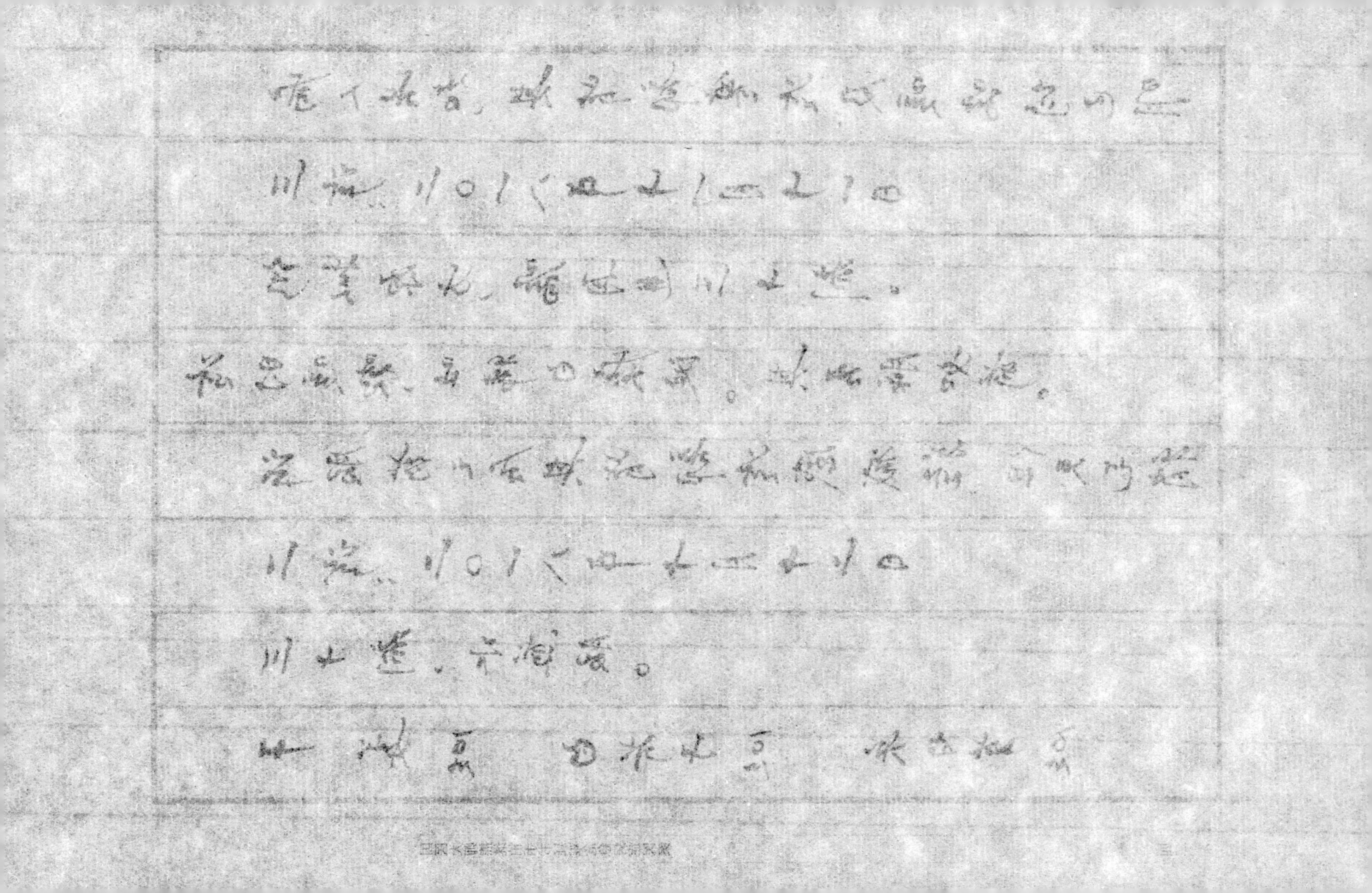

[illegible]

干姜10克　白芥子10克　炙甘草10克

三十剂，水煎服。

二诊：二〇一八年十月十二日

诉服药之后其背部冷感减轻，但天气稍冷时咳嗽，吐稀白痰涎。其舌脉如前。

仍拟原方，嘱再进三十剂。

三诊：二〇一八年十一月十一日

病人告知，其背部寒冷及咳喘均已明

显减轻，治疗信心倍增，希望彻除此疾。

治当进一步温阳化饮，兼治咳喘痼疾。

拟方：苓甘五味姜辛半夏汤加味。

茯苓30克 五味子6克 干姜10克

细辛5克 法半夏10克 桂枝6克

白芥子10克 炙甘草10克

三十剂，水煎服。

四诊：二〇一八年十二月二十日

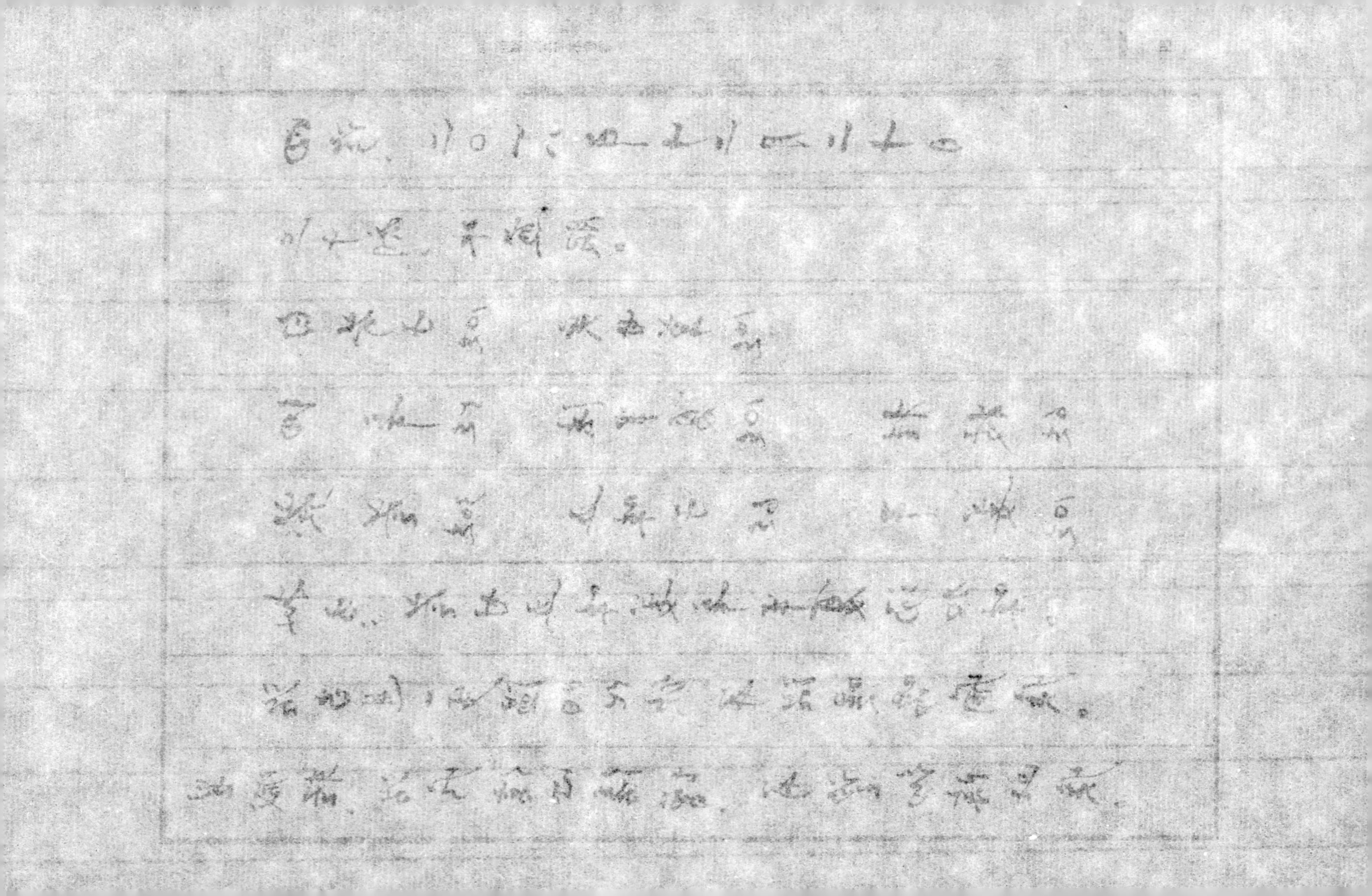

[illegible]

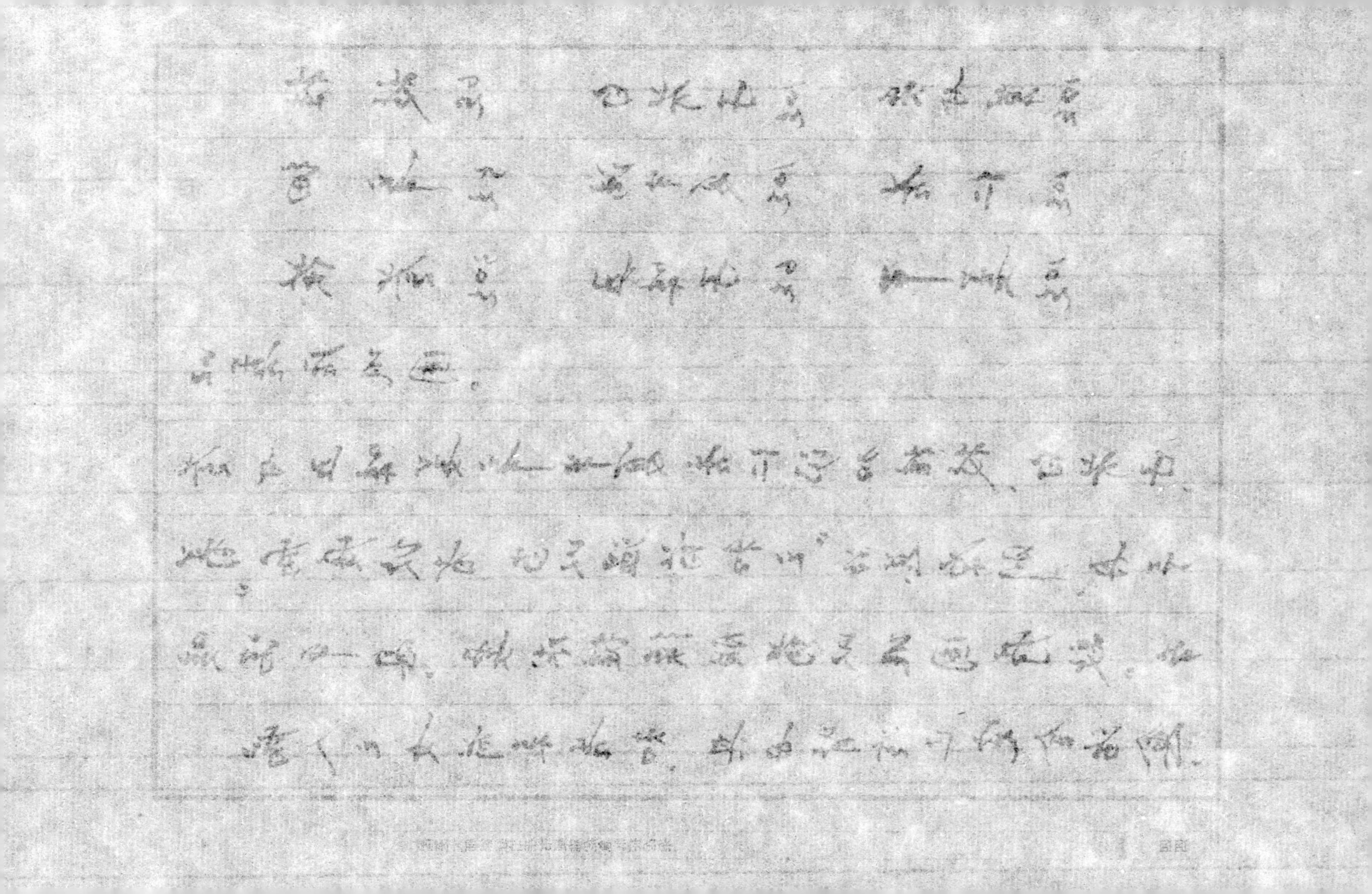

[illegible] [illegible] [illegible]

[illegible] [illegible] [illegible]

[illegible] [illegible] [illegible]

[illegible]。

[illegible]

[illegible]

[illegible]

[illegible]

病人之女前来告知，其母情况已完全治愈，咳喘平息，要求继续服药以巩固疗效。本着"病痰饮者，当以温药和之"的总原则，再予苓甘五味姜辛半夏杏仁汤加桂枝、白芥子，以善后巩固。

茯苓30克　五味子6克　干姜10克

细辛5克　法半夏10克　杏仁10克

桂枝6克　白芥子10克　炙甘草10克

二十剂，水煎服。

本案病人，既已年老，又属頑症，必須辨治

准确，方可获愈。

一例肩臂剧烈挛痛、局部结节案

汪某，女，五十三岁，湖南省长沙市人。

初诊：一九九一年十月二十七日。

病人患左肩臂疼痛两月余，挛痛阵作，入夜尤甚，彻夜疼痛不得眠。曾在医院住治一个月，诊断为肩周炎，经内服和外敷药物，并施针灸、理疗诸法治疗，症状未能缓解。自述其左肩臂状如绳索捆勒一样的疼痛，痛处肌肉僵硬，皮下起结节，质地较硬，稍微用力则疼痛加重，但局部皮色不变，其疼痛剧烈时则结节明显，轻轻揉摸其结节则嗳气，频频嗳气之后结节可以消减，疼痛亦可随之缓解，其疼痛处明显寒冷。舌苔薄白，脉弦。

此乃寒气痹阻之臂痹病证。

拟方：五积散合乌头汤加减。

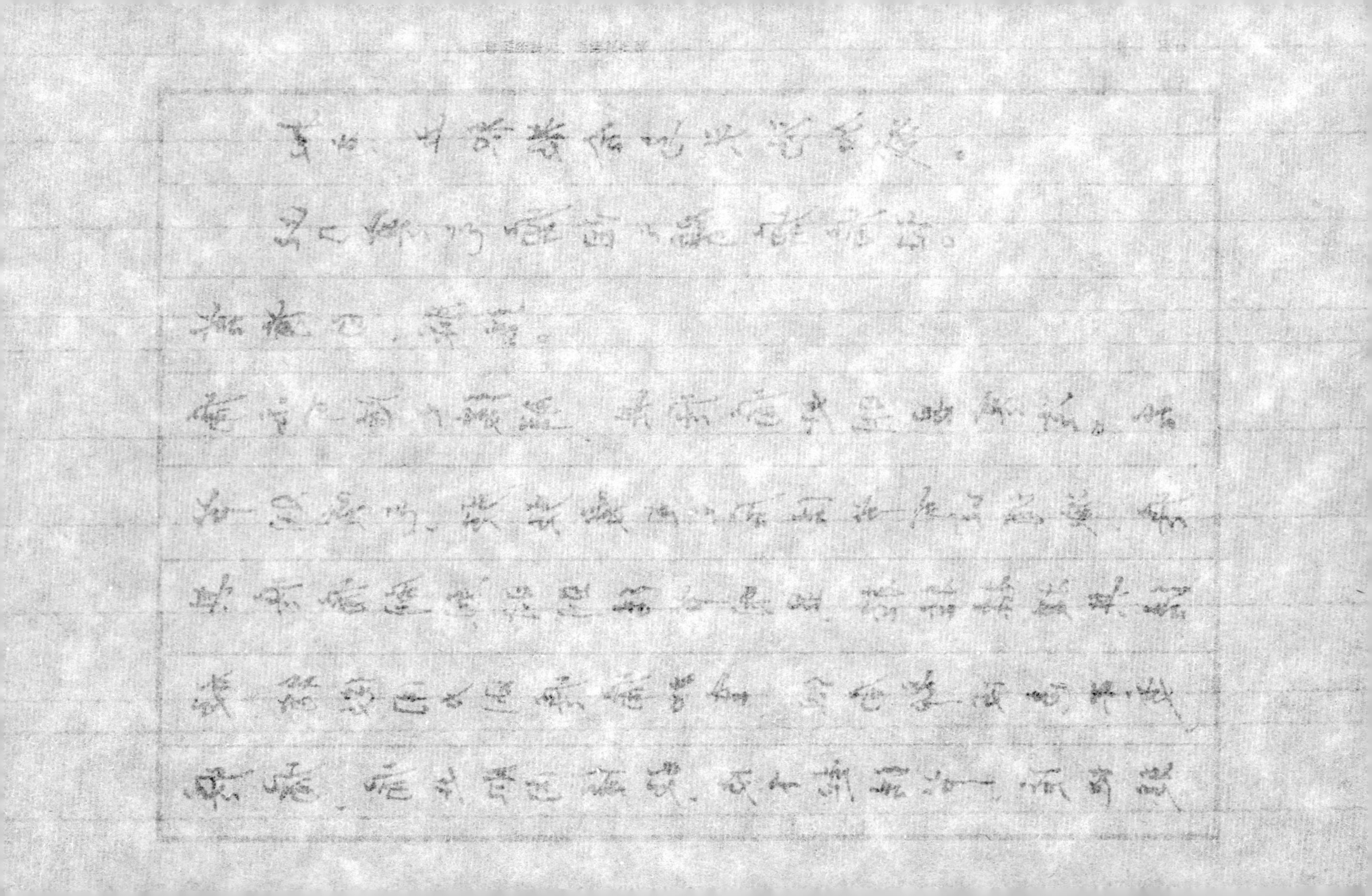

[illegible]

[illegible]

[illegible]

[illegible]
[illegible]
[illegible]
[illegible]
[illegible]

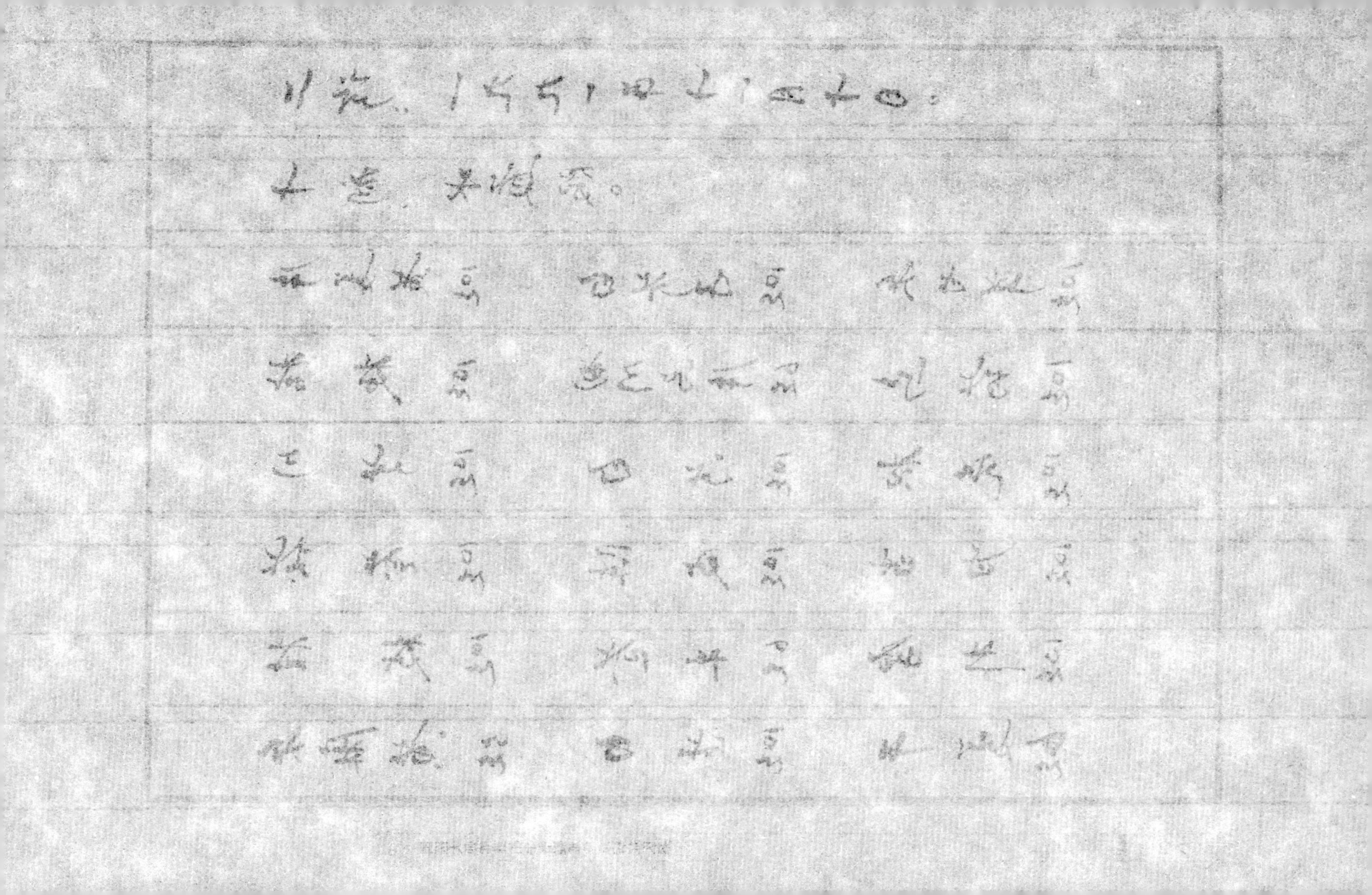

[illegible]

炙麻黄5克　白芷10克　干姜6克

桂枝10克　苍术6克　厚朴10克

茯苓10克　陈皮10克　当归10克

川芎10克　白芍10克　枳壳10克

桔梗10克　制川乌片6克　乌药10克

片姜黄10克　白芥子10克　炙甘草10克

十剂，水煎服。

二诊：一九九一年十一月十日。

病人服药后肩臂疼痛及寒冷感均明显减轻，夜晚可以入睡了，左肩臂皮下的结节显消。舌苔薄白，脉弦。

改拟蠲痹汤加味治之。

当归10克　川芎10克　羌活10克

防风10克　秦艽10克　桑枝10克

桂枝10克　海风藤10克　广木香6克

煅乳香10克　乌药10克　片姜黄10克

炙甘草10克
十五剂，水煎服。
三诊：一九九一年十二月一日。
病人诉肩臂痛已完全停止，但左肩臂尚有畏冷感。舌苔薄白，脉细。
改拟黄芪桂枝五物汤加乌药，以善后根治。
黄芪30克　桂枝10克　白芍10克

大枣10克　生姜3片　乌药10克

十剂，水煎服。

臂痹者，痹痛之在臂也。本案乃臂痹之重症，实属典型案例。

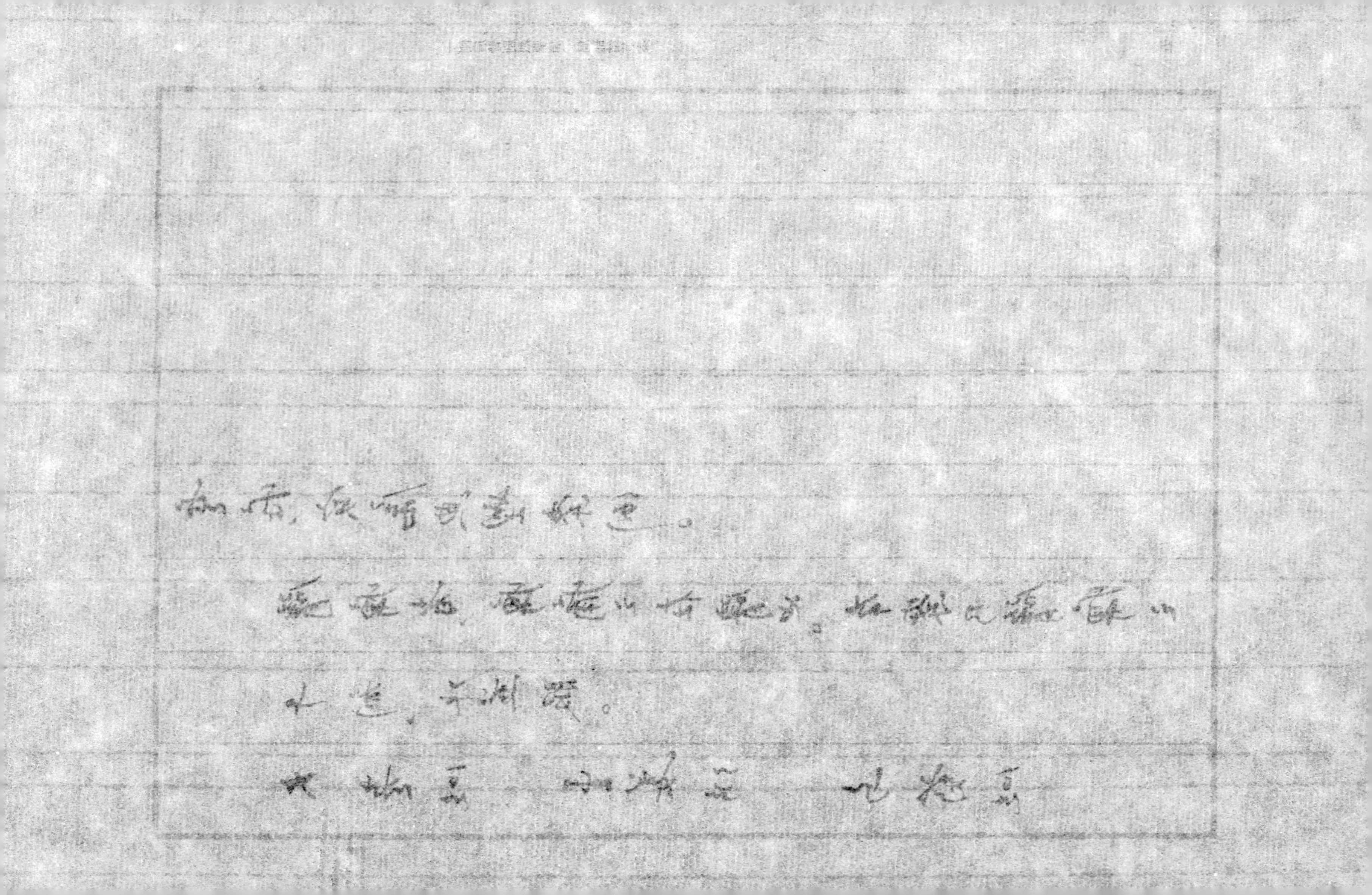

[illegible]。

[illegible]。[illegible]

[illegible]，[illegible]。

[illegible]

左手指僵直麻木八年不愈案

李某，女，四十岁，湖南省株洲市人。

初诊：二〇〇七年三月十一日。

病人患左手指僵直麻木，病已八年，其左手指不能屈伸活动，并时作疼痛，左臂麻木，活动不利，病情进行性加重。伴口中多涎，而口略显歪斜，兼有头晕。舌苔白腻，脉弦滑。

此乃风痰阻络之痹麻病证。

拟方：黄芪虫藤饮合涤痰汤加减。

黄芪30克 天麻10克 全蝎5克

僵蚕20克 地龙10克 蜈蚣1条（去头足）

鸡血藤15克 海风藤10克 钩藤15克

石菖蒲10克 陈皮10克 法半夏10克

茯苓15克 枳实10克 竹茹10克

胆南星5克 桂枝6克 甘草6克

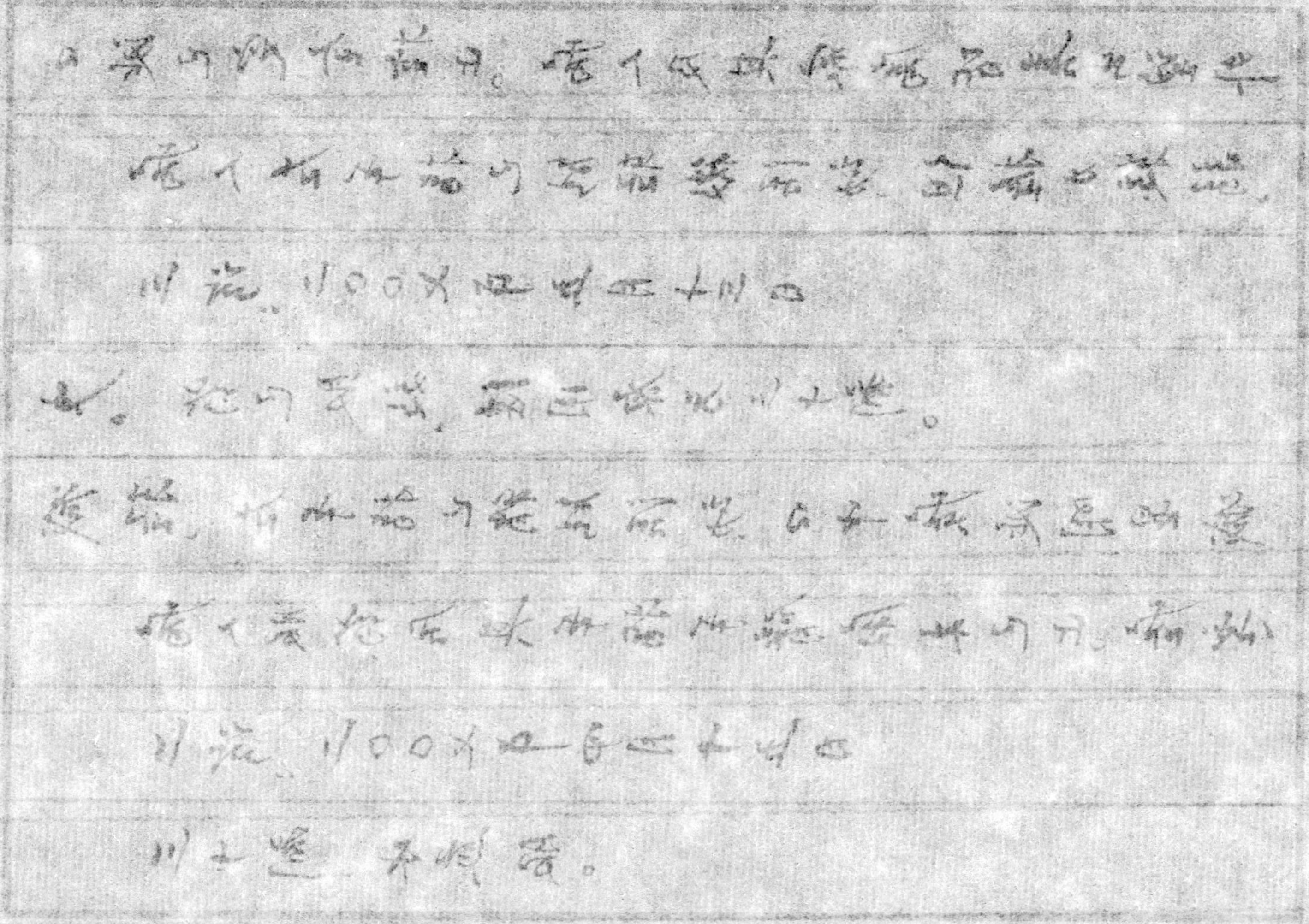

三十剂，水煎服。

二诊：二〇〇七年四月十五日

病人服药后其手指手臂麻木已止，疼痛减轻，左手指已稍能活动，口中痰涎明显减少。药已取效，继用原方三十剂。

三诊：二〇〇七年五月十三日

病人左手指已能轻微活动，但握力较弱，口涎已完全控止。病人及其家属皆喜出望外，其单位的同事们对中医药的疗效感到非常惊讶。其舌苔薄白，脉细。

取效显，自当击鼓再进，仍以原方再进三十剂。

四诊：二〇〇七年六月十七日

病人左手指已完全恢复正常，活动自如，病已治愈，但要防止复发，要求再服一段药。故拟黄芪桂枝五物汤合指迷茯苓丸去芒硝治之。

黄芪30克 桂枝6克 白芍10克

法半夏10克 茯苓20克 枳壳10克

大枣10克 生姜3片

二十剂，水煎服。

凡风痰阻络之证，或为麻木，或为拘挛，或为疼痛，更可发为偏枯之疾，临床不可小视。

四肢关节疼痛、肿大变形十年不愈案

周某，女，二十七岁，四川省成都市人。

初诊：二〇一三年八月二十六日

病人患四肢关节疼痛，病已十年，无论春夏秋冬，疼痛均无缓解，长期服用激素类药物。视其四肢关节肿大变形，双手活动不利，双手手指僵直不能弯曲，双腿行步困难，尤于近半年以来，连吃饭、穿衣、洗澡、如厕等日常生

活都不能自理，只能坐轮椅前来就诊。病人肌肉消瘦，疲乏，自汗。面色淡黄，舌淡苔薄白，脉细而数。

此乃痿痹、尪痹病证。

拟方：三痹汤合虫藤饮。

党参15克　黄芪30克　当归10克

白芍10克　熟地10克　川芎8克

续断15克　杜仲15克　防风10克

桂枝6克　细辛3克　茯苓10克

秦艽10克　独活10克　川牛膝20克

地龙10克　僵蚕10克　全蝎5克

蜈蚣1条（去头足）　鸡血藤10克　海风藤10克

络石藤10克　甘草6克

三十剂，水煎服。

二诊：二〇一三年九月二十九日。

病人自诉服药后四肢关节疼痛减轻，自

已感觉收效明显，十年来已用药无数，未见有如此良效。继以原方三十剂服之，并嘱逐步减少其激素药用量。

三诊：二〇一三年十一月三日

病人关节疼痛进一步减轻，精神明显好转，四肢僵硬感亦缓，已能步行就诊。并告知其激素药量已减去三分之一。效不更方，着原方再进三十剂。

四诊：二〇一四年三月二日。

病人诸症悉减，四肢关节肿痛明显减轻，其吃饭、穿衣等日常生活已能自理，行步渐趋正常。病人认为服药效果明显，自行用原方在当地又捡了三十剂药服用，并已完全停服激素药。现在疼痛的部位仅限于腰部和膝盖部。舌苔薄黄，脉细而数。

改拟三痹汤合二妙散加味。

党参15克　黄芪30克　当归10克

白芍10克　熟地10克　川芎8克

续断15克　杜仲15克　防风10克

细辛3克　茯苓10克　羌活10克

独活10克　川牛膝20克　苍术6克

黄柏6克　煅乳香6克　煅没药6克

炮山甲6克　甘草6克

三十剂，水煎服。

五诊：二〇一四年四月六日。

病人四肢关节疼痛及腰膝疼痛基本解除，已能做洗衣、拖地等家务活，但劳作之后感觉一身酸软无力。舌脉如前。

仍以原方再进三十剂。

六诊：二〇一五年七月五日

病人走进诊室，面色正常，精神颇佳，体重已增，四肢关节活动正常。并告知已于去年冬天

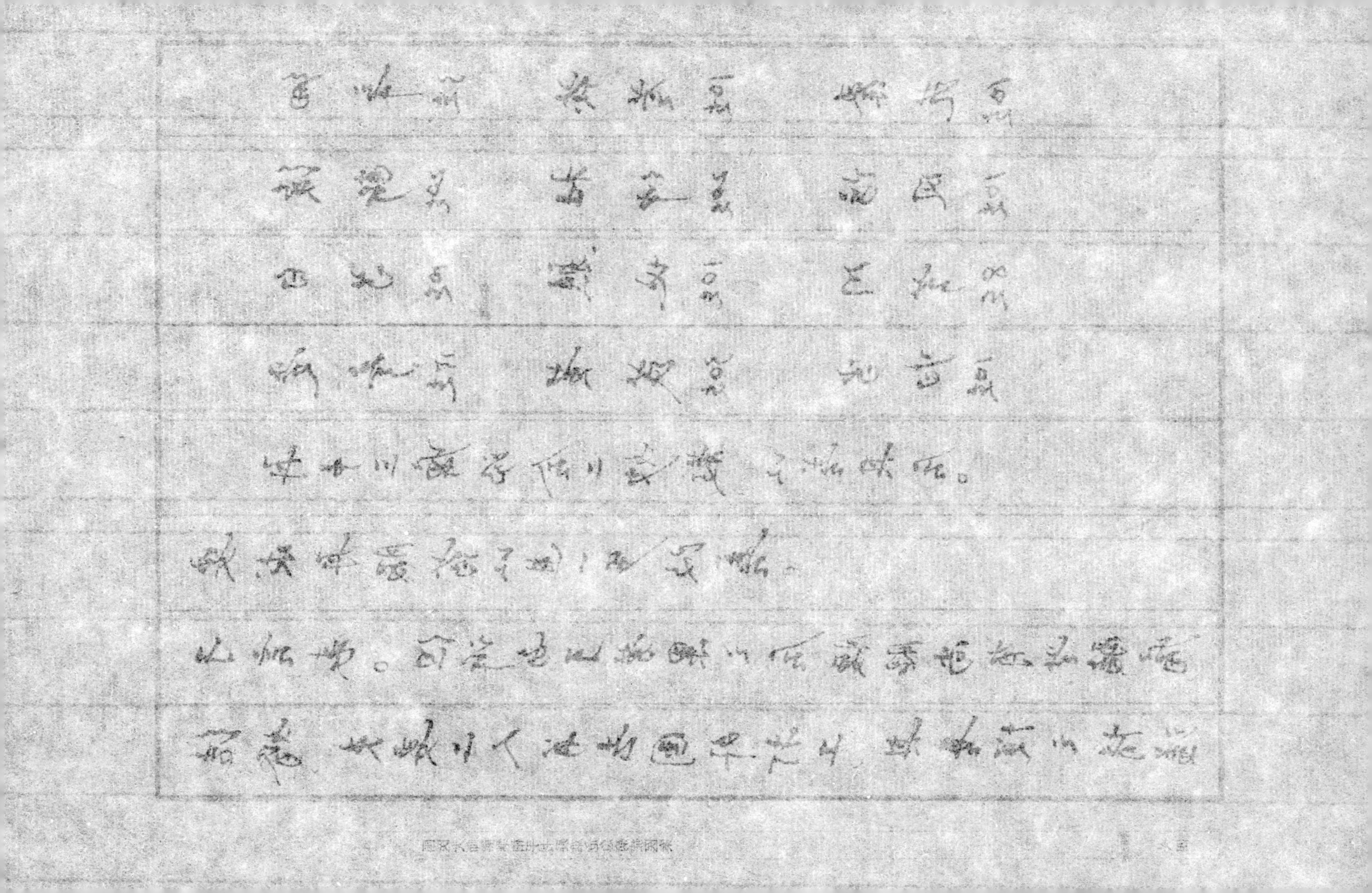

[illegible]

结婚，夫妻二人前去国外打工，其喜悦之情溢于言表。但诉每于劳累之后腰腿尚有些酸痛，要求再服药以进一步改善。

再予三痹汤合二妙散，以善其后。

党参15克　黄芪30克　当归10克

白芍10克　熟地10克　川芎8克

续断20克　杜仲20克　防风10克

细辛3克　茯苓10克　秦艽10克

独活10克　川牛膝20克　苍术6克
黄柏6克　甘草6克
三十剂，水煎服。
余谓：治慢病有守有方，此其验也。

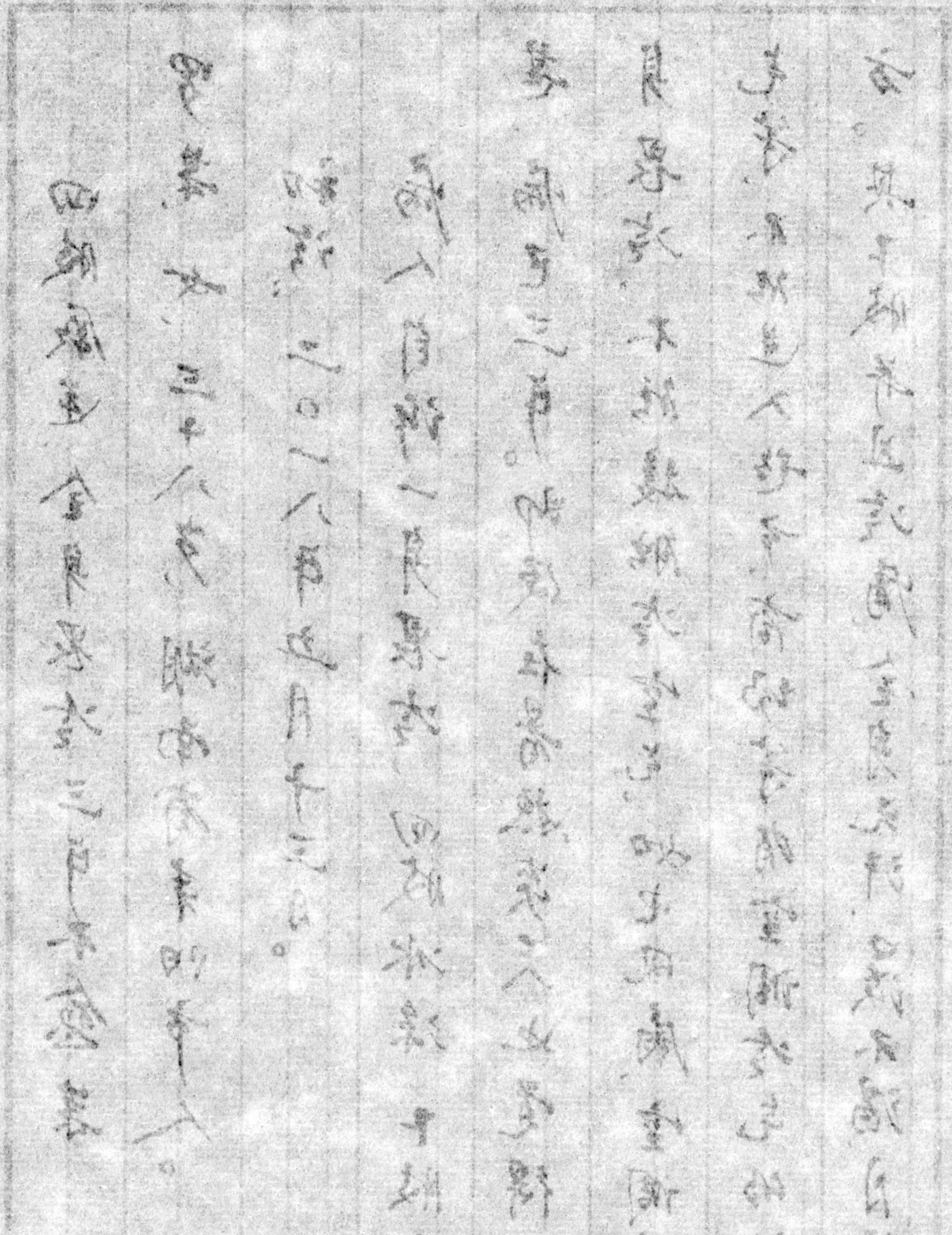

四肢厥逆、全身畏冷三年不愈案

罗某，女，三十八岁，湖南省耒阳市人。

初诊：二〇一八年五月十三日。

病人自诉一身畏冷，四肢冰凉，下肢尤甚，病已三年。即便在暑热炎天也觉得一身畏冷，不能接触冷空气，如电风扇、空调冷气等，不能进入超市、商场等有空调冷气的地方。其下肢并且冷痛，全身无汗，口淡不渴，月经量少。面色紫暗，舌色紫，口唇亦暗，舌苔薄白，脉细。

此乃阳虚寒凝、血脉滞涩之肢厥病证。

拟方：当归四逆汤合补阳还五汤加味。

黄芪30克　当归15克　川芎10克

桃仁10克　红花6克　赤芍10克

地龙10克　桂枝10克　细辛3克

通草6克　制附子6克　大枣10枚

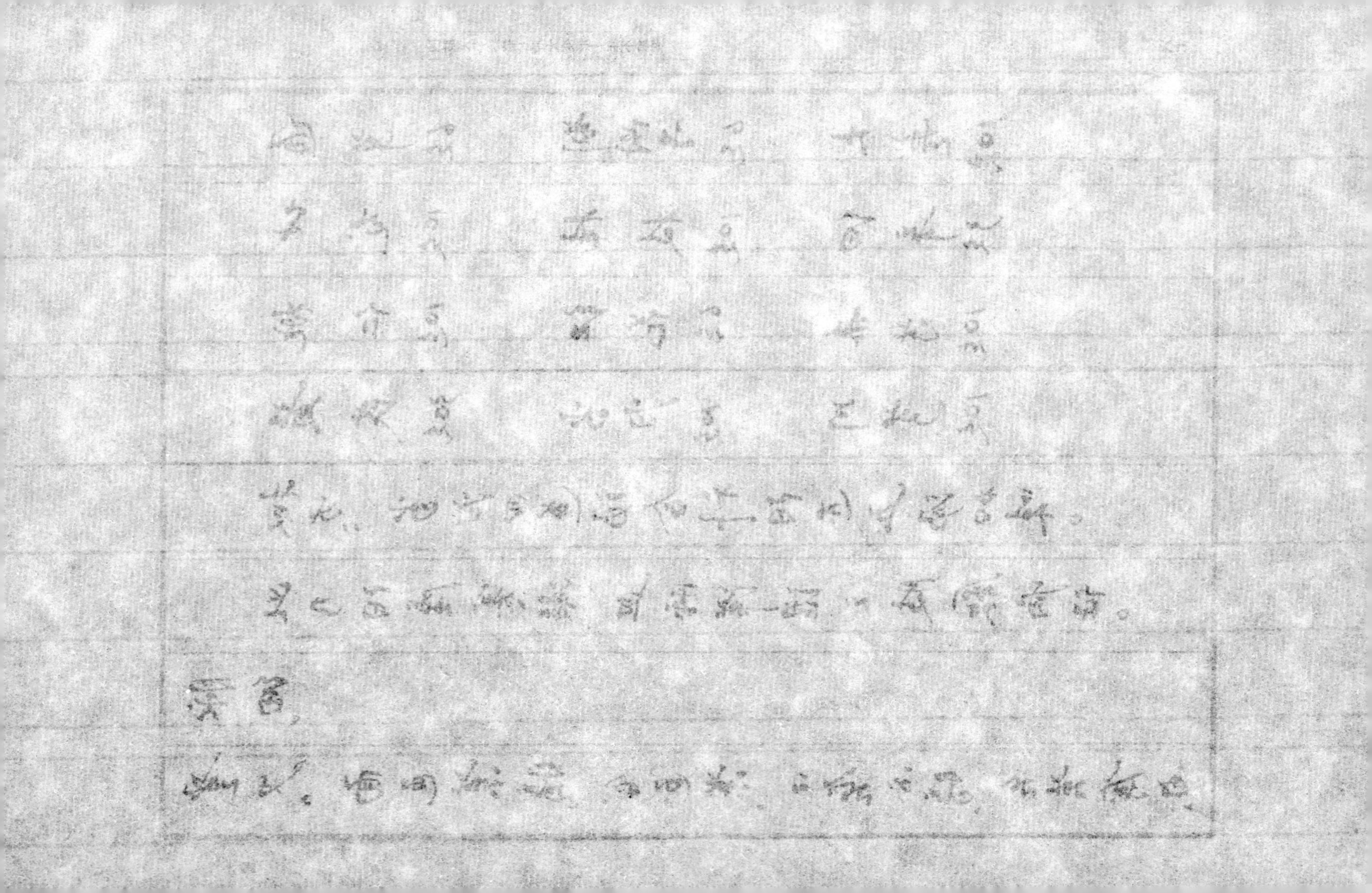

[illegible] [illegible] [illegible]

[illegible] [illegible] [illegible]

[illegible] [illegible] [illegible]

[illegible] [illegible] [illegible]

[illegible]

[illegible]

[illegible]

[illegible]

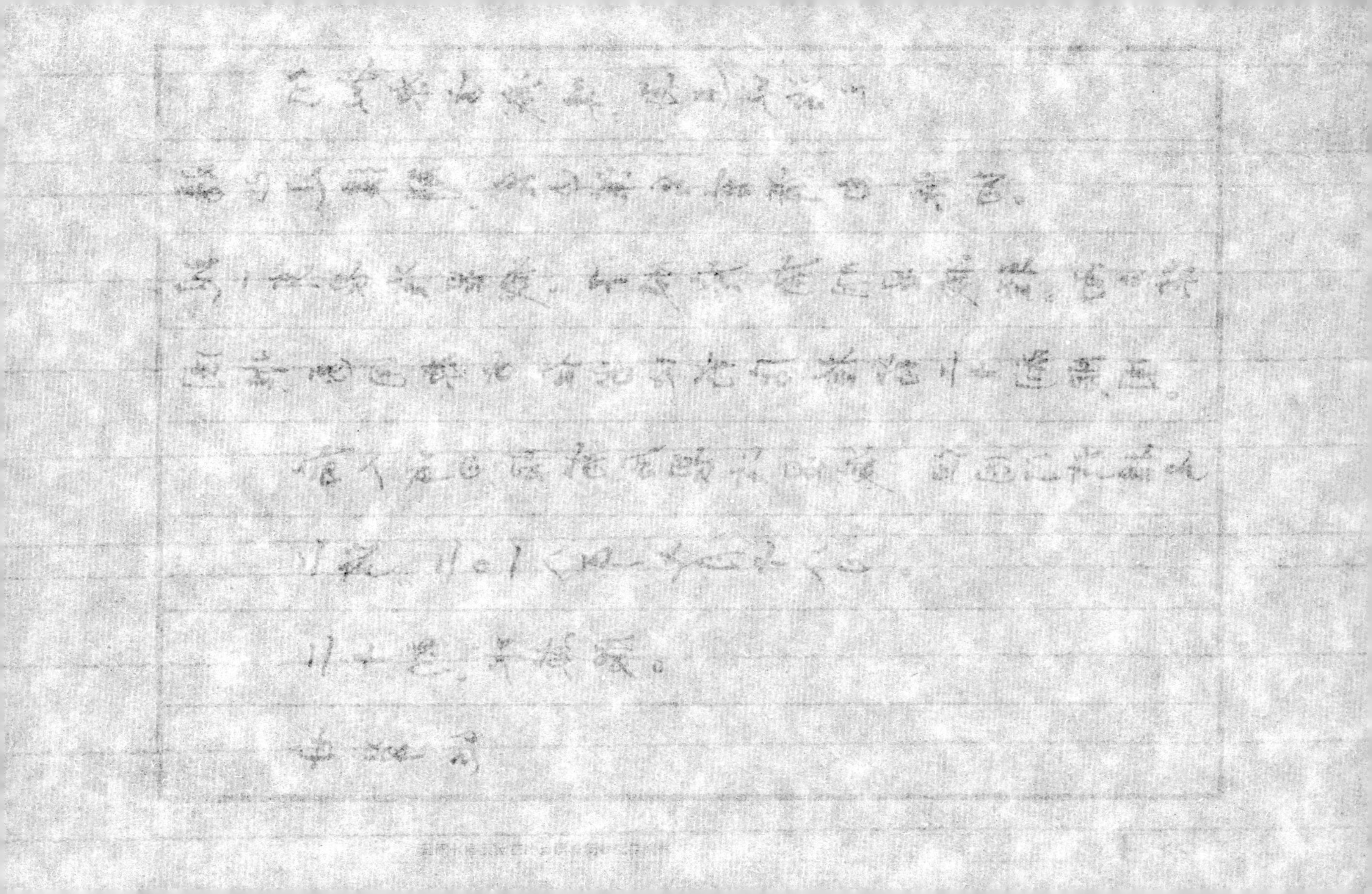

[illegible]

[illegible]

[illegible]

[illegible]

[illegible]

[illegible]

[illegible]

[illegible]

甘草6克

二十剂，水煎服。

二诊：二〇一八年七月十八日。

病人诉曰：服药后畏冷显减，但因门诊挂号困难，遂用原方在当地药店捡药二十剂服用。现一身畏冷显减，下肢疼痛明显减轻。面色紫暗已见缓解，舌边紫舌苔薄白，脉细。

仍拟原方减味，再进以治之。

黄芪30克　当归10克　川芎10克

桃仁10克　红花6克　赤芍10克

地龙10克　桂枝10克　细辛3克

通草6克　大枣10克　甘草6克

二十剂，水煎服。

自此，女青年三年肢厥之顽疾，悉除矣。

腰腿强痛三年不愈案

许某，男，二十九岁，黑龙江省哈尔滨市人。

初诊：二〇一七年五月七日。

自诉患腰腿疼痛三年，腰部不能转侧，不能弯腰，不能正坐，行步艰难。三年以来曾经多次住院治疗而未见好转，故专程前来就诊。察病人站立行步时均脊曲腰坠，如"内经"所述之"背曲肩随"，"行则偻附"。询其疼痛特点，谓其疼痛昼甚夜轻，尤以晨起时疼痛更甚，需缓缓挪动双腿达四至五分钟之后方可缓解。病人双目赤缕，舌边紫，舌苔薄黄，脉细数。

查其住院诊断结论为：强直性脊柱炎。

此乃湿热夹瘀阻之痹病。

拟方：加味二妙散再加味。

苍术10克　黄柏10克　川牛膝20克

当归10克　萆薢10克　秦艽10克
续断10克　土鳖虫10克　炮山甲6克
三十剂，水煎服。

二诊：二〇一七年六月十一日。

诉服药后腰腿疼痛减轻，腰腿部的活动明显改善，病人及其家属皆喜出望外，自诉服药三年以来，首次见此效果。观其舌脉如前，仍以原方再进三十剂。

一个月后，病人来电话告知：腰腿痛已明显好转，要求续药。既已显效则效不更方，电嘱病人再以原方又进三十剂。

三诊：二〇一七年八月十三日。

诉腰腿疼痛已基本控止，双腿行步已趋正常，腰部活动亦已正常，唯感下肢乏力，但双目赤涩未除。舌苔仍黄，脉细略数。

改拟四妙散合栀子清肝饮加减。

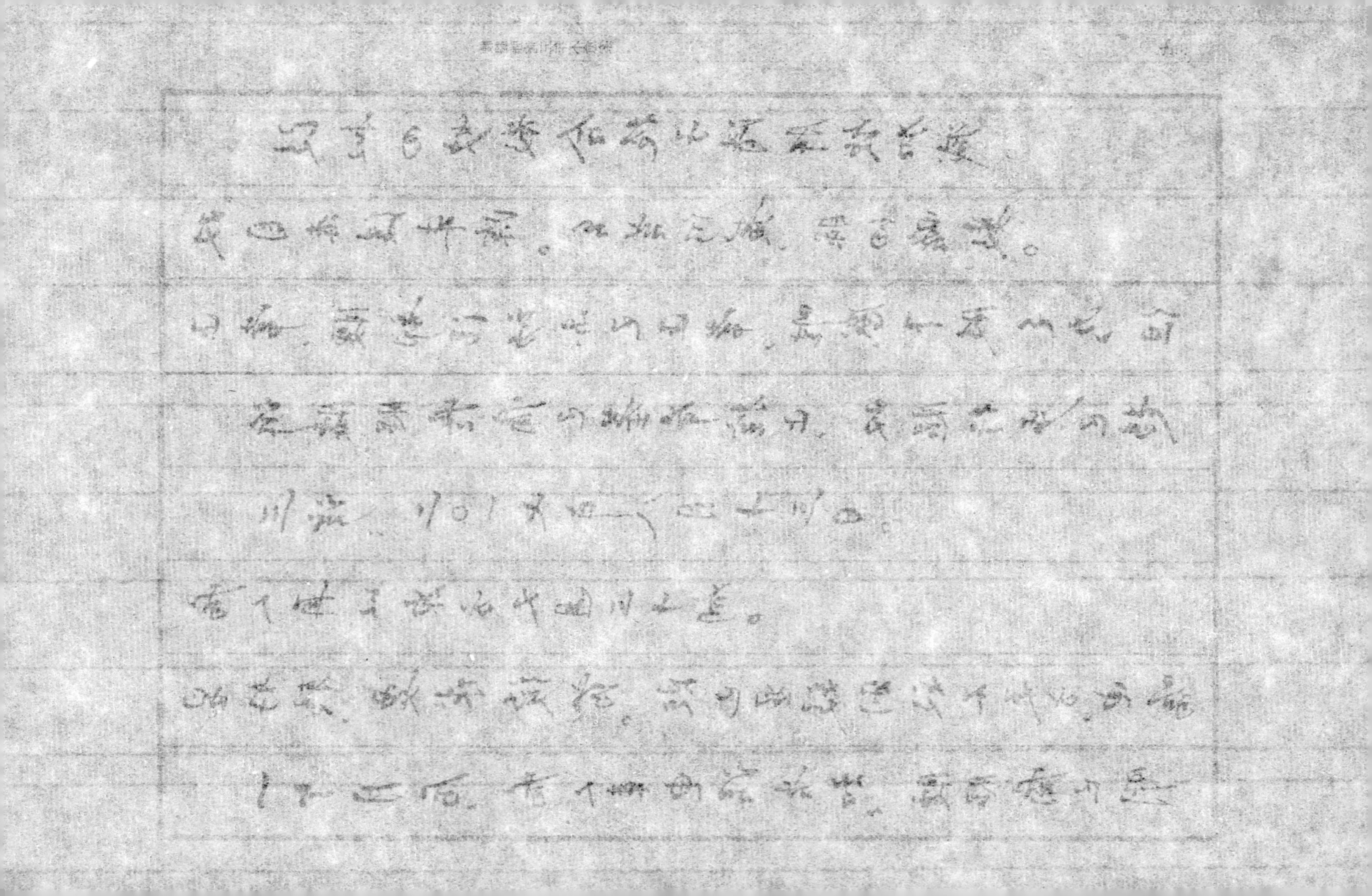

[illegible]

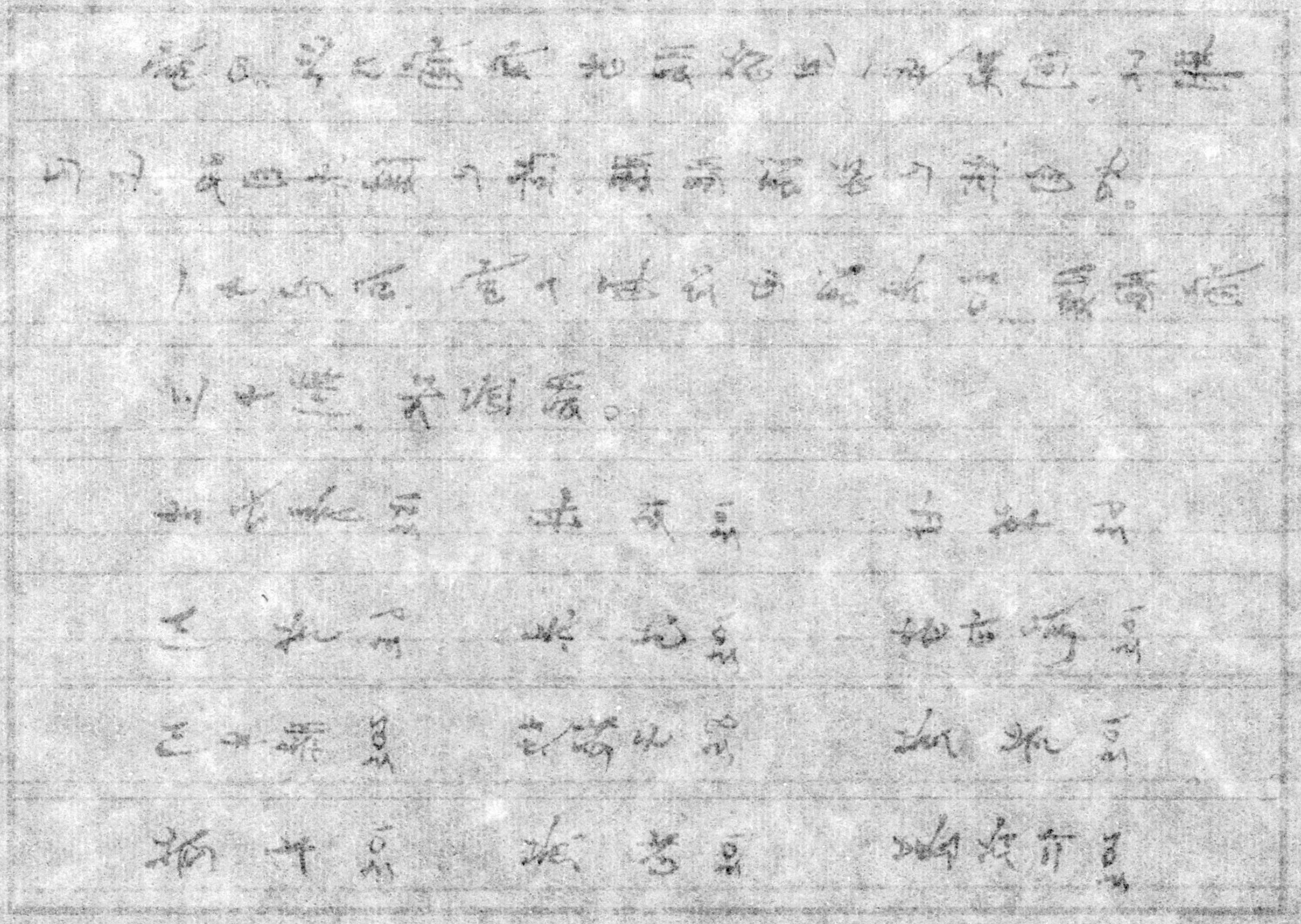

苍术10克　黄柏10克　薏苡仁20克
川牛膝20克　炒栀子8克　黄芩10克
川芎6克　赤芍10克　当归尾10克
生石膏15克　丹皮10克　甘草6克
三十剂，水煎服。

一个月后，病人再次电话告知：腰腿痛已止，双目赤缕已除，腰腿活动已然自如。嘱曰：此乃痼疾，当服药进一步巩固，以期御底根治。予是用拟加味二妙散加减。

苍术10克　黄柏10克　汉防己6克

萆解10克　当归10克　秦艽10克

川牛膝20克　土鳖虫5克　炮山甲6克

三十剂，水煎服。

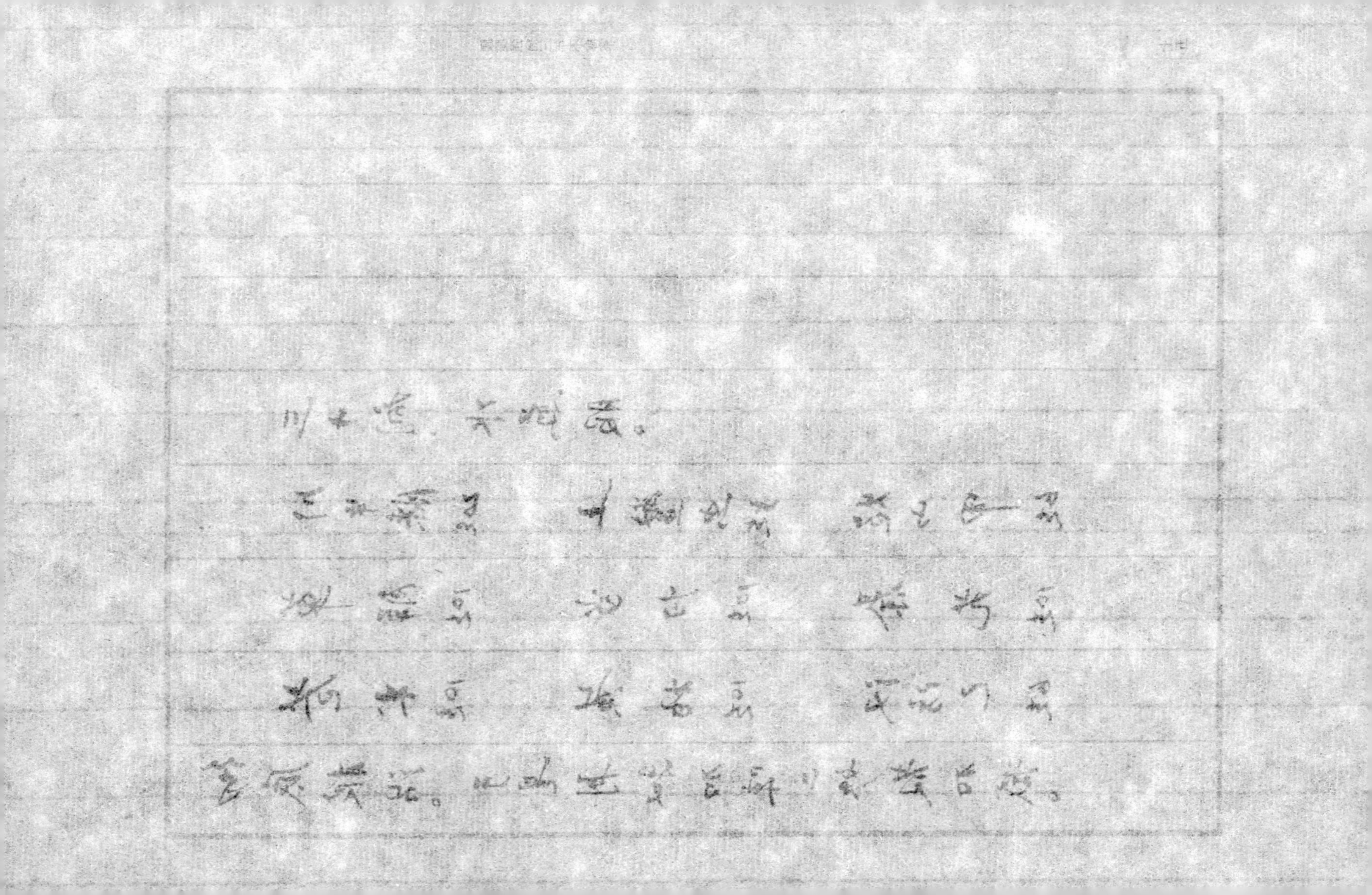

[illegible]

[illegible] [illegible] [illegible]

[illegible] [illegible] [illegible]

[illegible] [illegible] [illegible]

[illegible]

全身阵发酸胀案

潘某，女，三十岁，河北省邯郸市人。

初诊：二〇一九年十月二十日。

病人自诉在少年十岁左右时，突受一次惊吓，此后经常出现精神紧张，而每逢精神紧张时，则全身肢体酸胀难受，必须用力捶打肢体方可缓解。发病二十年来，逐渐发展加重。若心情稍有波动，比如思虑、忧愁、惊恐、抑郁、生气或兴奋、激动等，则立发肢体酸胀，其酸胀状如伤筋彻骨，难受至极，痛楚无法形容。当时竟然呼天喊地，立即要别人帮忙在其四肢及肩、背、腰部猛力捶打，以求缓解。所病二十年来，虽经诸多检查仍无明确结论，或谓神经症，或谓癔病，诸治亦无效果。询其月经量少，夜寐多梦。舌苔薄黄，脉细。

此病缘由卒受惊吓而"惊则气乱"，且"肝主身之筋膜"，当病人情志受到刺激之时，肝气失疏，进而影响肝所主之筋膜，于是一身筋膜失养而发痉胀，此乃肝与筋膜之病。

拟方：补肝汤合甘麦大枣汤再合黄芪赤风汤，三方合而治之。

当归10克　白芍10克　川芎10克

熟地10克　木瓜20克　炒枣仁30克

黄芪30克　赤芍15克　防风15克

炒浮小麦30克　大枣15克　炙甘草15克

三十剂，水煎服。

二诊：二〇一九年十二月一日。

病人自诉，服药之后，阵发酸胀仍作，但其势已缓，自觉药已取效，增强了治疗信心。其舌脉如前。着以原方再进三十剂。

三诊：二〇二〇年一月十五日。

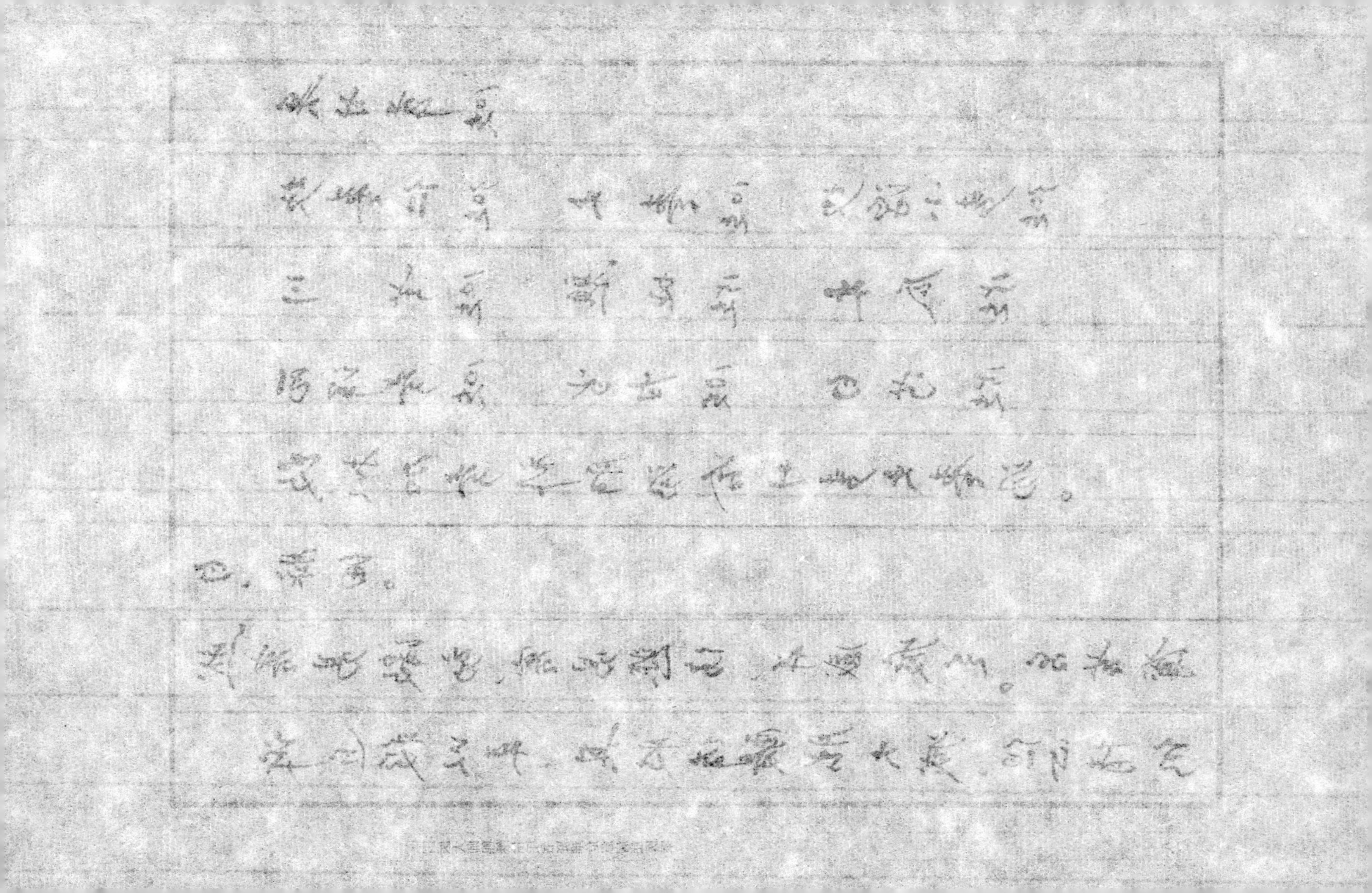

[illegible]

诉近段以来，其肢体酸胀大减，但心情仍然容易激动，容易悲伤，并感疲乏。舌苔薄白，脉细。

改拟加参补肝汤合甘麦大枣汤。

西洋参10克　当归10克　白芍15克

川芎10克　熟地15克　木瓜15克

炒枣仁30克　大枣10克　炒浮小麦30克

炙甘草10克

三十剂，水煎服。

四诊：二〇二〇年二月十六日。

病人诉其精神及情绪均明显转佳，一身酸胀偶尔发作，发作时的痛苦症状明显减轻，每次发作仅短暂而过。其舌脉如前。

病将痊愈，仍以加参补肝汤合甘麦大枣汤以巩固，根治之。

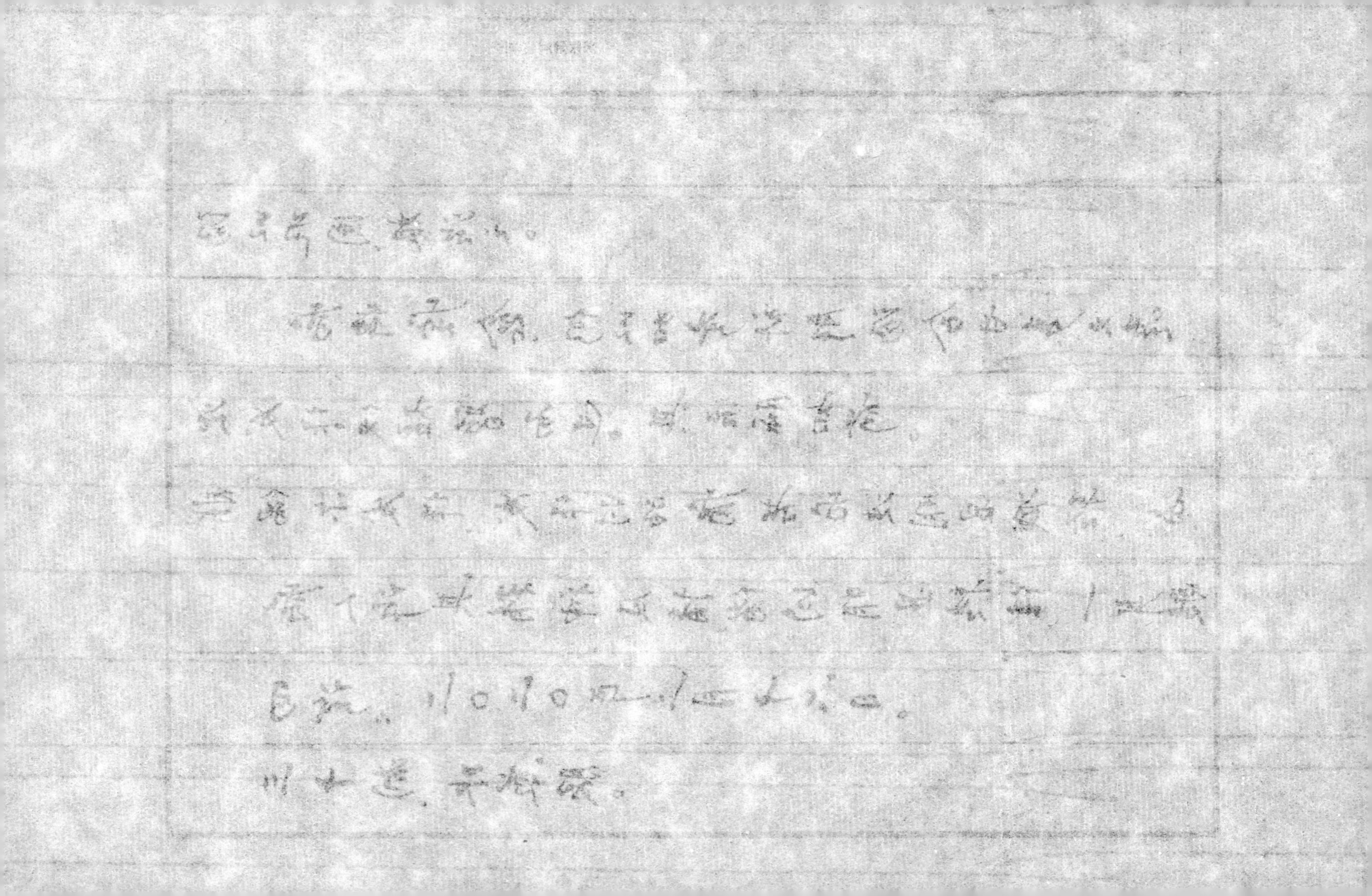

[illegible]

[illegible]

[illegible]

[illegible]

[illegible]

[illegible]

[illegible]

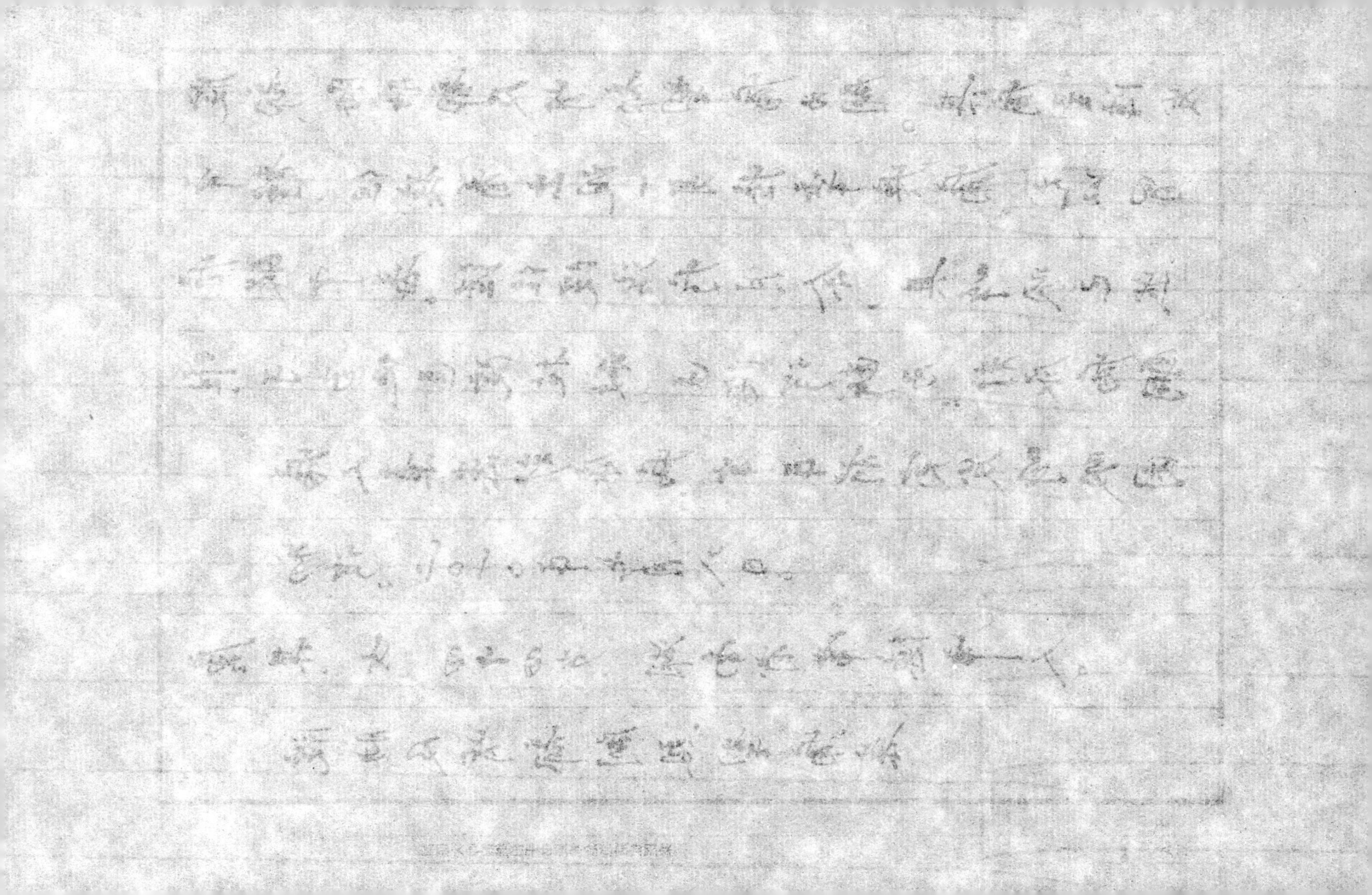

[illegible]

脘胁及背部剧烈掣痛案

唐某，女，四十四岁，湖南省常德市人。

初诊：二〇一〇年七月八日。

病人素患肝硬化病，半年前突发呼吸困难，于当地医院抢救，医院诊断为：肝硬化病酮症酸中毒。经住院治疗月余，其呼吸已然平静，但接着出现一身痉挛疼痛，尤以胃脘部、胁肋部及背部掣痛为剧。其痛呈阵发性，日发数十次，疼痛发作时必伴一身痉挛，其痛剧烈难忍。疼痛难忍时，病人竟然咬自己的手臂，以求转移其痛点和注意力。曾服用过许多镇痛药，只能短暂缓解，片刻之后依然频发挛痛。

诊见病人面色晦暗，一脸痛苦之状，观其双手前臂累累血色斑痕，几无完整皮肤，竟是她自己啃咬所致。询其口干、心烦、便秘，大便

约三至四日一行。舌红无苔，舌下紫筋明显，脉细略数。

此病一方面为肝胃阴虚，阴虚风动而出现抽掣；一方面为络脉瘀滞，因瘀滞而出现刺痛。治当滋养肝阴，息风止痉，通络止痛。

拟方：一贯煎合止痉散再合失笑散加味。

生地20克　当归10克　枸杞15克

沙参20克　麦冬30克　白芍30克

川楝子10克　天麻10克　全蝎5克

生蒲黄10克　五灵脂10克　蜈蚣1支，去头足

玄胡10克　大黄5克　甘草10克

十五剂，水煎服。

二诊：二〇一〇年八月十三日。

病人自诉服药后，痛势缓解，每日发作痉挛痛的次数明显减少。舌脉如前。

药已取效，以原方减去大黄再服之。

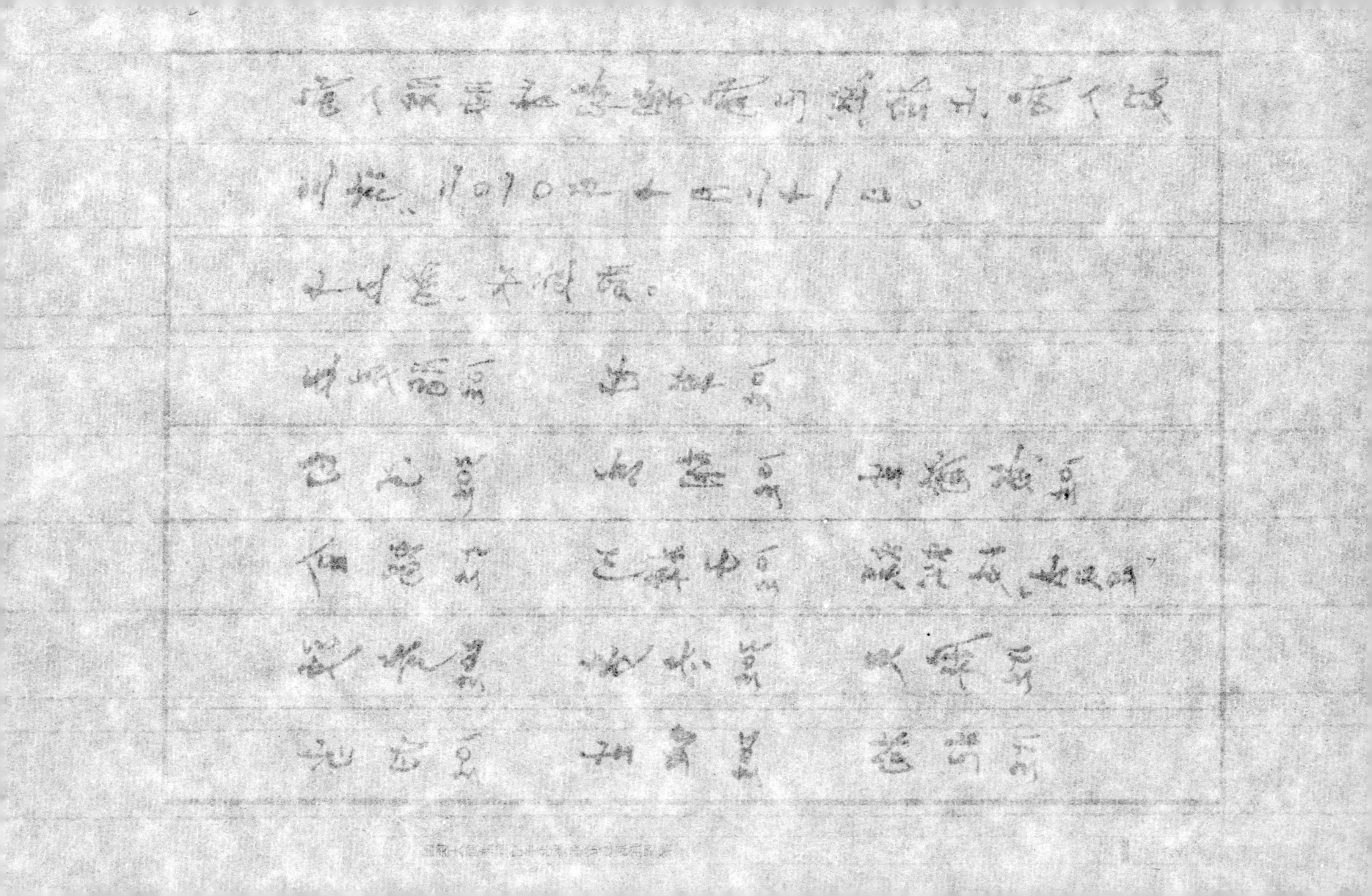

[illegible]

[illegible]

[illegible]

[illegible]

[illegible]

[illegible]

[illegible]

[illegible]

当归10克　生地20克　枸杞15克
沙参20克　麦冬30克　天麻15克
全蝎5克　川楝子10克　蜈蚣1条，去头足
白芍30克　玄胡10克　生蒲黄10克
五灵脂10克　甘草10克
十五剂，水煎服。

三诊：二〇一〇年十月二十一日。

病人脘胁背部挛痛已然控止，病人及

其家属都特别高兴。其他如口干、便秘等症皆有明显好转。舌质红，舌上已有薄苔，脉细。

再拟一贯煎合芍药甘草汤再合失笑散治之。

当归10克　生地20克　枸杞15克

沙参20克　麦冬20克　白芍20克

川楝子10克　生蒲黄10克　五灵脂10克

玄胡10克　甘草10克

二十剂，水煎服。

《内经》云："邪在肝，则两胁中痛"，据临床所见，实证多而虚证少，尤其是似此剧烈掣痛而属阴虚者，实属罕见病例。

突发下肢瘫痪案

王某，女，三十三岁，湖南省衡阳市人。

初诊：二〇一八年六月二日。

病人自诉于二〇一八年五月十一日在广州出差时突然发病，初发时腰背疼痛，继而双下肢麻木，瘫痪，不能站立行走。在广州某医院急诊，行腰椎穿刺等检查，诊断为急性脊髓炎，并收住院治疗。住治已二十天，疗效不显，症状进行

性加重，遂转来就诊。

诊见病人双下肢无力，无法站立行走，并诉双下肢麻木，自汗，神疲，兼便秘，小便黄，月经量少。舌边紫，舌苔黄腻，脉细数。

此乃气虚并湿热夹瘀之痿证。

拟方：加味二妙散再加味治之。

黄芪30克 苍术6克 黄柏10克

川牛膝20克 萆薢10克 当归10克

汉防己6克 秦艽10克 炒龟板20克
薏苡仁15克 木瓜20克 桃仁10克
二十剂，水煎服。

二诊：二〇一八年六月二十八日

病人慢步走进诊室，当大家认出她是二十天前坐轮椅前来就诊的瘫痪病人时，众皆惊异。自诉其诸症显减，精神好转，但腰臀部及膝关节以下仍感麻木。舌苔薄黄腻，脉细数。

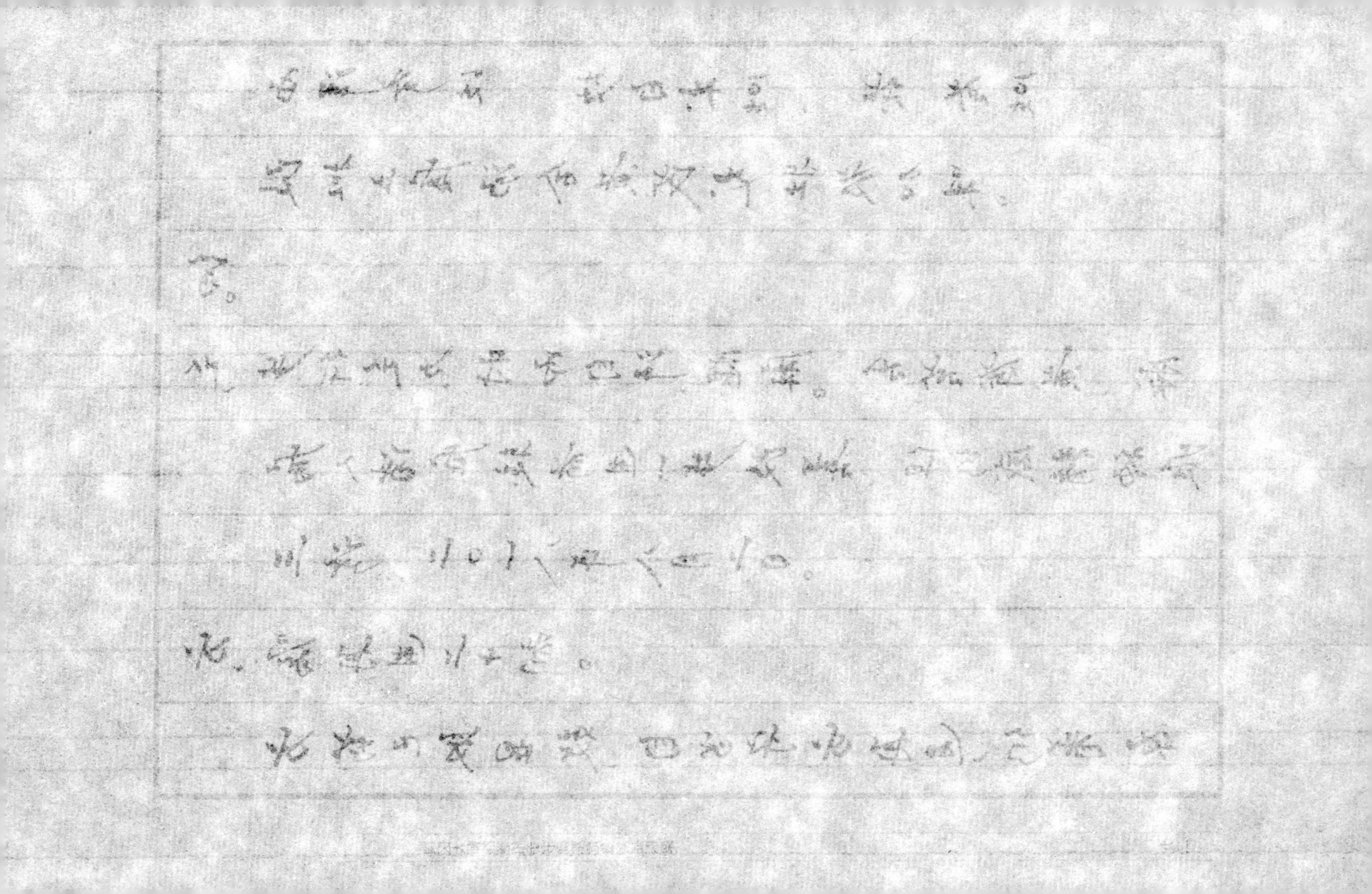

[illegible]

[illegible]

[illegible]

[illegible]

[illegible]

[illegible]

[illegible]

[illegible]

方药已取显效，自当守方再进，仍着原方，嘱再进二十剂。

三诊：二〇一八年八月二日。

病人诸症较前进一步改善，但仍感精神疲乏，步行乏力，时而自汗，腿麻。舌苔薄黄，脉细。

改拟五痿汤合黄芪龙牡散加味。

西洋参6克　炒白术10克　茯苓10克

当归10克　麦冬15克　知母10克
黄柏10克　薏苡仁20克　怀牛膝20克
木瓜20克　杜仲10克　黄芪30克
煅龙骨30克　煅牡蛎30克　甘草6克

二十剂，水煎服。

时隔数月，病人来长沙出差，特来门诊告知，其病已痊愈。

本案痿病，一由湿热夹瘀，二由气虚。湿热

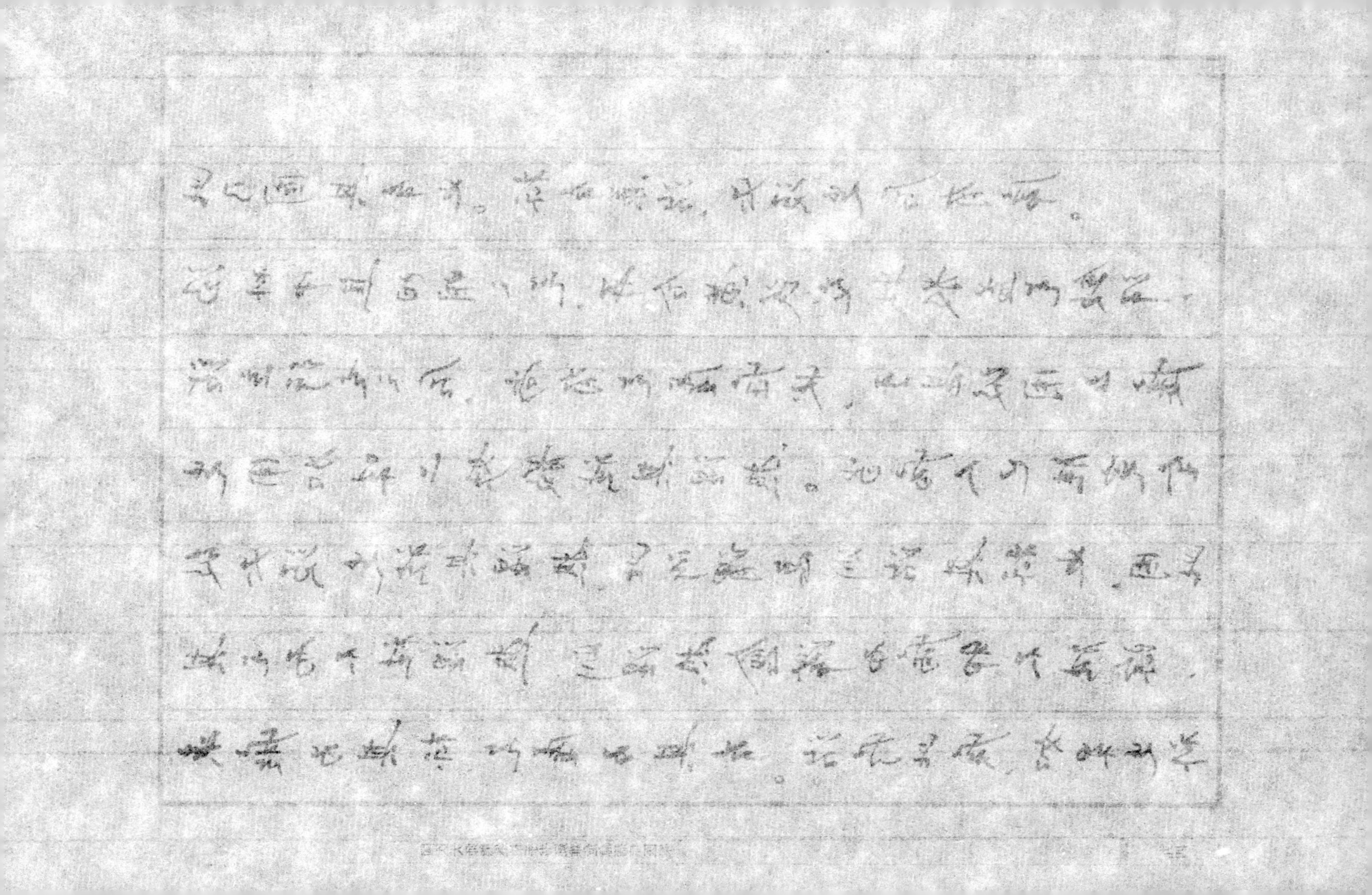

[illegible]

来痿为其标，气虚为其本。治疗此病，如果先补其气而不祛湿热，则湿热愈滞而病邪不能除，故必须先祛其湿热，此所谓急则治其标也，因此先用加味二妙散祛其湿热。当病人已能完全站立行走之后，尚有气虚症状，于是改用五痿汤补中焦阳明之气，再合黄芪龙牡散益气敛汗，此乃固其本也。标本兼治，必须先后有序。

双足灼热需用冰水泡脚案

蒋某，男，四十岁，广东省江门市人。

初诊：二〇〇九年五月十一日。

病人自诉双足灼热难忍，病已一年。不论春夏秋冬，双足皆感灼热，冬天亦需用冷水泡脚，夏天则需用冰水泡脚，方可缓解，每至夜需泡脚数次。一年以来，曾多方医治，终不见缓解。西医诊断无明确结论，考虑下肢周围

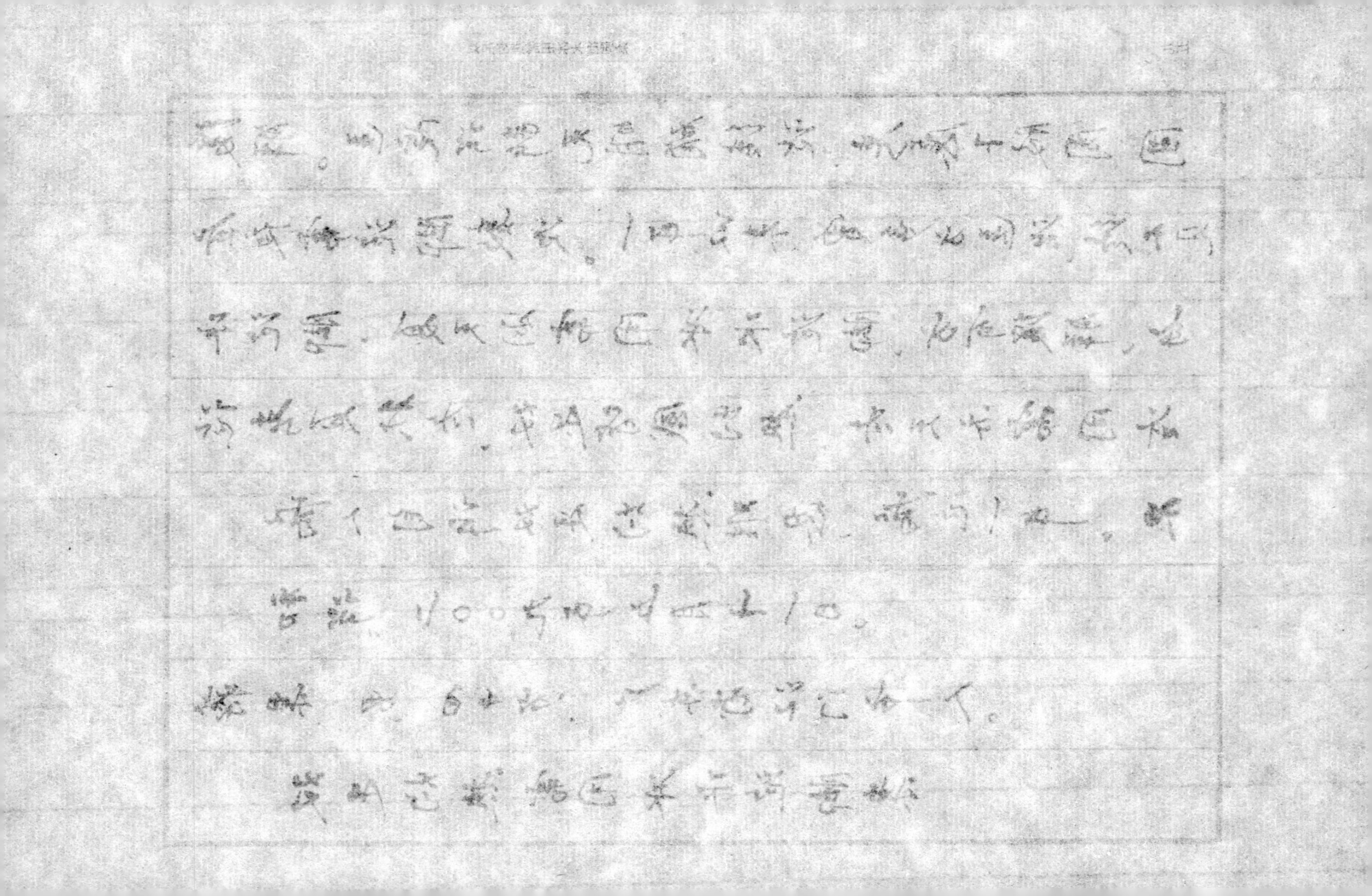

[illegible]

神经病变可能性大。病人还有双腿酸胀、时而脚挛急，口苦、小便黄等症。其双腿皮肤不红不热。其舌边紫筋明显，舌苔黄腻，脉细而数。此乃湿热夹瘀阻滞下肢所出现的双足灼热症。

拟方，加味二妙散再加桃仁、红花、龙胆草。

苍术10克　黄柏10克　当归10克

汉防己10克　萆解15克　秦艽10克

川牛膝20克　炒龟板20克　龙胆草6克

桃仁10克　红花5克

三十剂，水煎服。

二诊：二〇〇九年六月十一日。

病人告知，其双足灼热大减，再也不需用冰水泡脚了。察其舌苔转薄黄腻，脉仍细数。

仍处原方化裁。

苍术10克　黄柏10克　当归10克

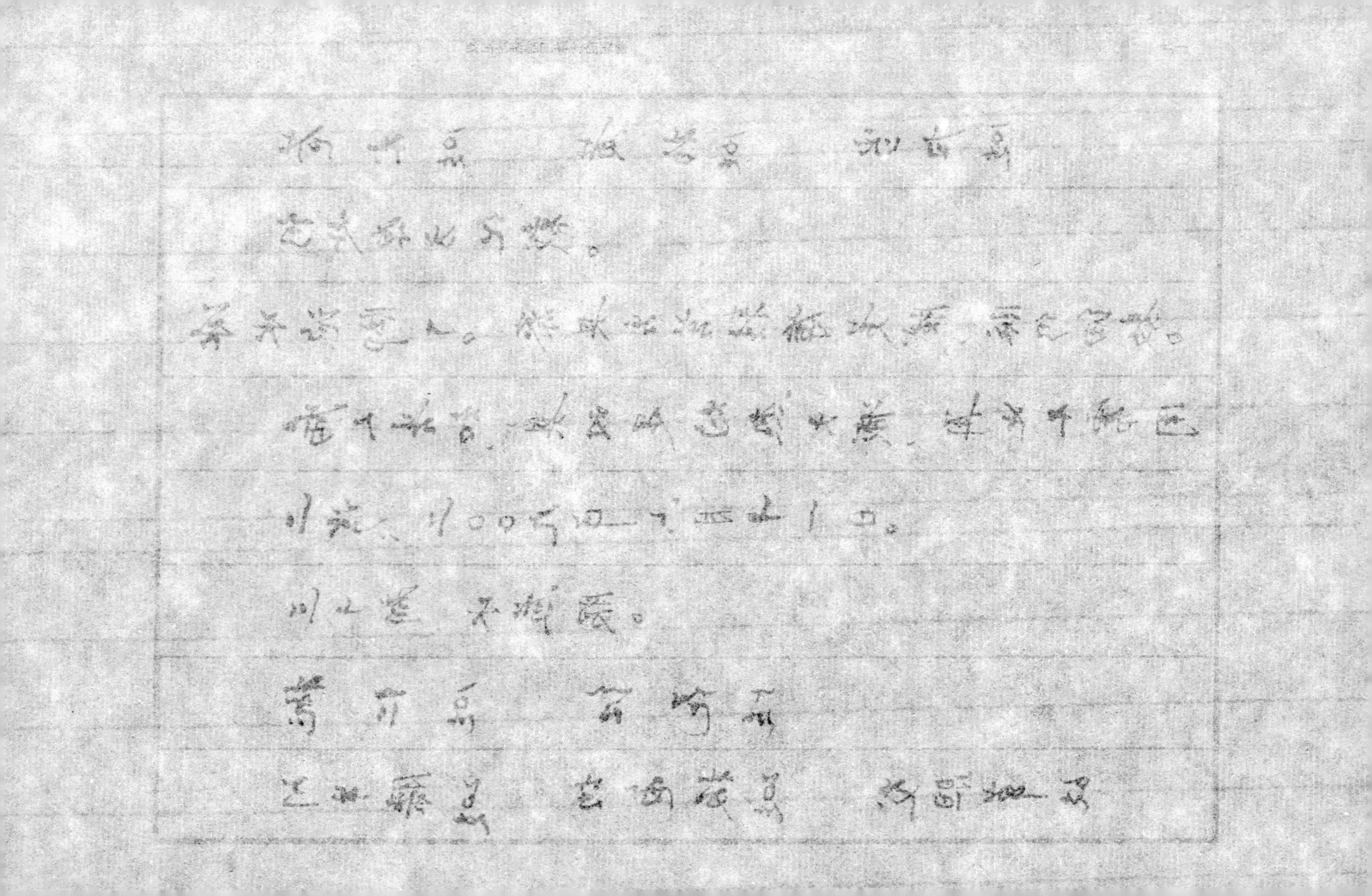

[illegible]

汉防己10克　萆解10克　秦艽10克

川牛膝20克　炒龟板20克　桃仁10克

红花5克

三十剂，水煎服。

病人服此方后，双足灼热进一步减轻，又将原方药再进三十剂，其病痊愈。

臌胀兼气喘胁痛案

袁某，女，三十岁，湖南省株洲市人。

初诊：二〇一七年十二月三日。

病人腹胀如鼓，气喘喝喝，右胁下连及胃脘部胀痛，足部浮肿，目睛微黄，面色暗黄，病已四个月。曾在医院数次住院治疗，明确诊断为肝硬化腹水并胸腔积液。并曾先后抽胸水、腹水已达六次。但病情反复，症情依然严

重。舌红苔薄黄，脉沉滑。

此乃水停气滞之臌胀病证。

拟方：茵陈二金汤合葶苈大枣泻肺汤加味。

茵陈30克　鸡内金15克　海金沙20克

厚朴15克　猪苓10克　大腹皮10克

茯苓30克　通草6克　葶苈子10克

大枣6克　桑白皮20克　茯苓皮20克

二十剂，水煎服。

二诊：二〇一七年十二月二十四日。

病人腹胀显减，目黄已退，气喘大平，足肿已消，诸症明显好转。但其右胁下及脘腹部疼痛。面色发暗，舌苔薄，脉沉。

再拟茵陈二金汤合金铃子散加味治之。

茵陈20克　鸡内金15克　海金沙20克

厚朴15克　猪苓10克　大腹皮10克

茯苓30克　通草6克　川楝子10克

玄胡索10克　青皮10克　广木香6克

三十剂，水煎服。

三诊：二〇一八年一月二十四日。

病人之腹胀、水肿均已消退，胁痛及脐腹部疼痛亦止。其面色仍暗，舌脉如前。

再拟二金汤加味治之。

鸡内金15克　海金沙20克　厚朴15克

猪苓10克　大腹皮10克　茯苓30克

通草6克　赤芍10克　牡丹皮10克

炒鳖甲30克

三十剂，水煎服。

“内经”云：“鼓胀何如？岐伯曰：腹胀身皆大，大与肤胀等也，色苍黄，腹筋起，此其候也。”

臌胀兼鼻衄案

吴某，男，四十岁，湖南省岳阳市人。

初诊：二〇一八年十月七日。

病人腹胀如鼓，频频鼻衄，大便溏泻，病已三个月有余。病人曾先后在两家医院住院治疗，诊断为肝硬化腹水。医院曾多次抽取腹水，但臌胀依然复如故。伴见口苦，小便黄。其嘴唇发暗，舌紫苔黄腻，脉细数。

此乃湿热阻滞之臌胀病证，亦可称为湿热水臌证。

拟方：中满分消丸加减。

党参 10克　炒白术 10克　茯苓 30克

陈皮 10克　法半夏 10克　猪苓 10克

泽泻 10克　砂仁 10克　枳壳 10克

厚朴 15克　黄连 5克　黄芩 10克

知母 10克　片姜黄 10克　牡丹皮 10克

栀子炭6g　白茅根15g　甘草6g

二十剂，水煎服。

二诊：二〇一八年十月二十八日。

病人腹胀略减，鼻衄虽减，大便溏泻已止。舌脉如前。

药已取效，守方再进二十剂。

三诊：二〇一八年十一月十八日。

病人腹胀大减，鼻衄完全控止，大便已趋正

常。其唇舌之色仍然紫暗，舌苔薄黄，脉细数。

取效既显，仍以原方加减治之。

党参10克　炒白术10克　茯苓10克

陈皮10克　法半夏10克　猪苓10克

泽泻10克　砂仁10克　枳壳10克

厚朴15克　黄连5克　黄芩10克

知母10克　片姜黄10克　牡丹皮10克

赤芍10克　田三七10克　炒鳖甲30克

甘草6克

二十剂，水煎服。

四诊：二〇一八年十二月九日。

病人腹胀已平，鼻衄已止，诸症悉除，其唇舌色紫暗亦明显改观。仍以中满分消丸加味做成丸料一剂，以期痊愈。

党参50克　炒白术50克　茯苓50克

陈皮50克　法半夏30克　猪苓50克

泽泻50克　砂仁30克　枳壳30克

厚朴50克　黄连30克　黄芩30克

知母30克　片姜黄30克　牡丹皮50克

赤芍50克　田三七50克　炒鳖甲100克

甘草20克

此方药一剂，合碾细粉，水泛为丸，如绿豆大小，每次用温开水各服五十至六十丸，早晚各服用一次，约两个月时间服完。

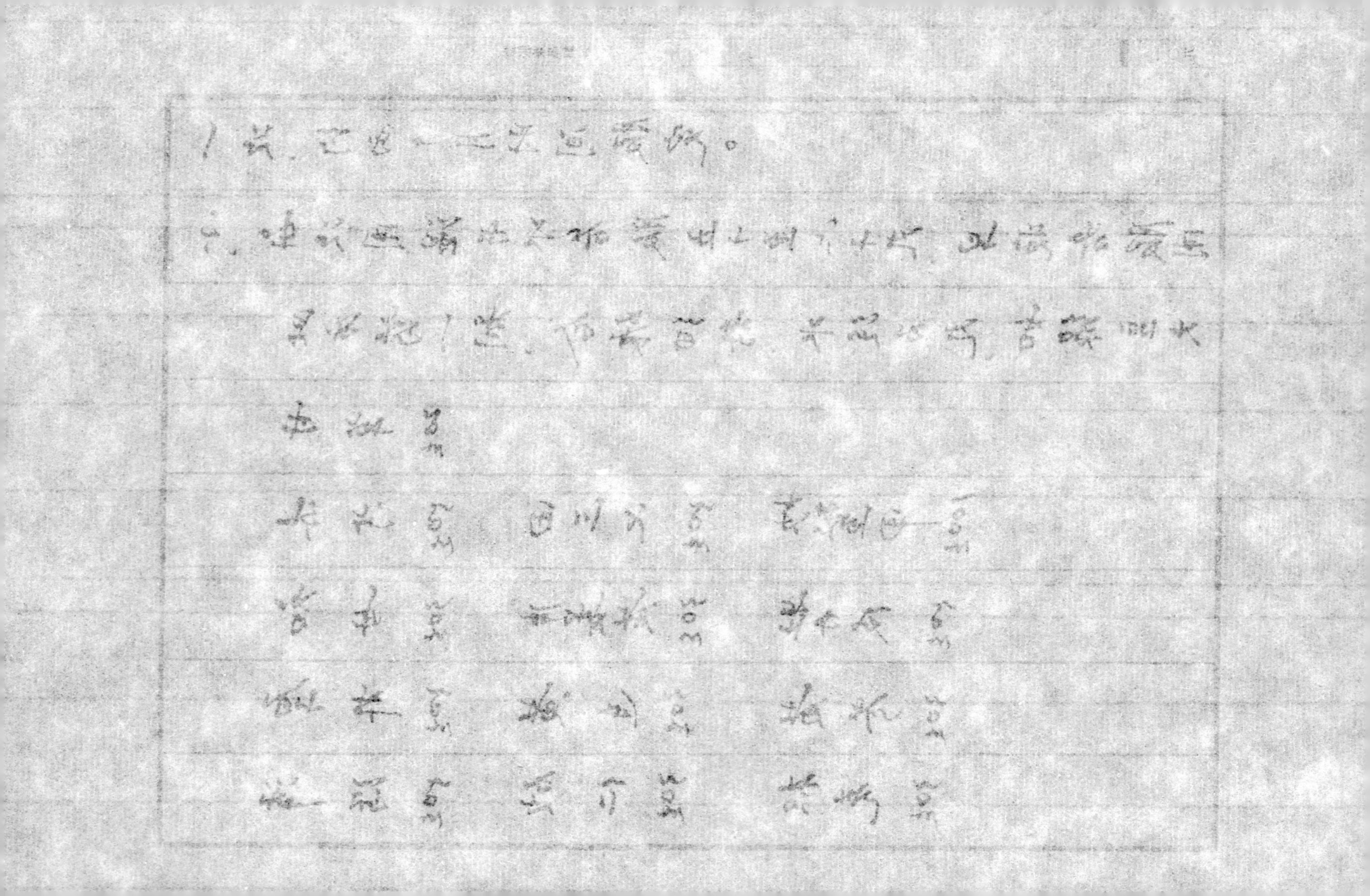

 [illegible]

两个月后，病人前来告知，其病已愈，并要求再以前方做丸剂，再服两个月丸药，以期根治。

臌胀并发重度黄疸案

杨某，女，八十五岁，湖北省通城县人。

初诊：二〇一六年六月二十六日。

病人患腹胀、腹痛，一个星期之后，全身发黄、目黄，黄疸并逐日加重。在当地医院治疗未见取效，遂之即送往武汉市某大医院治疗。行检查发现：胆囊肿大明显。由于病人腹胀如鼓，且腹部疼痛，加之黄疸逐日加重，

医院组织了大会诊。会诊意见：胆囊肿大明显，兼梗阻性黄疸，高度怀疑为胆囊占位性病变，又因病人已是八十五岁高龄，且病情危重，医院发出了病危通知，并私下告知病人家属，病人生命可能只能延续二十天左右。因其病情紧急，我便安排时间急往湖北通城县出诊。到病人家中时，但见其家中已聚集三十多位亲属，三代同堂，正在分工预备后事。

诊时病人卧于床榻上，症见腹胀如鼓，目黄、身黄，黄疸深重。病人自诉胃脘部、上腹部及右胁背部皆痛。且身发低热，时时恶心欲呕、口苦、便秘，大便约三至五日一行，不能进食。其舌苔黄腻，脉沉而弦数。

此乃湿热阻滞、胆火横逆之臌胀并黄疸病证。

拟方：大柴胡汤合茵陈蒿汤加味。

柴胡10克　黄芩10克　枳实15克
法半夏10克　赤芍10克　茵陈50克
山栀子10克　生大黄5克　竹茹15克
十剂，水煎服。

二诊：二○一六年七月九日。

病人服药之后，腹胀略减，黄疸亦开始减退，大便已畅，但仍二日一行，呕逆已完全控止，低热亦已消退，并能进流食。但其脘腹部仍觉胀满，并且非按，有压痛。舌边紫，舌苔黄腻，脉转细数。

病势已缓，药已取效，再以大柴胡汤合茵陈二金汤加味治之。

柴胡10克　黄芩10克　枳实10克

法半夏10克　赤芍15克　生大黄5克

茵陈30克　鸡内金15克　海金沙20克

厚朴15克　猪苓10克　大腹皮10克

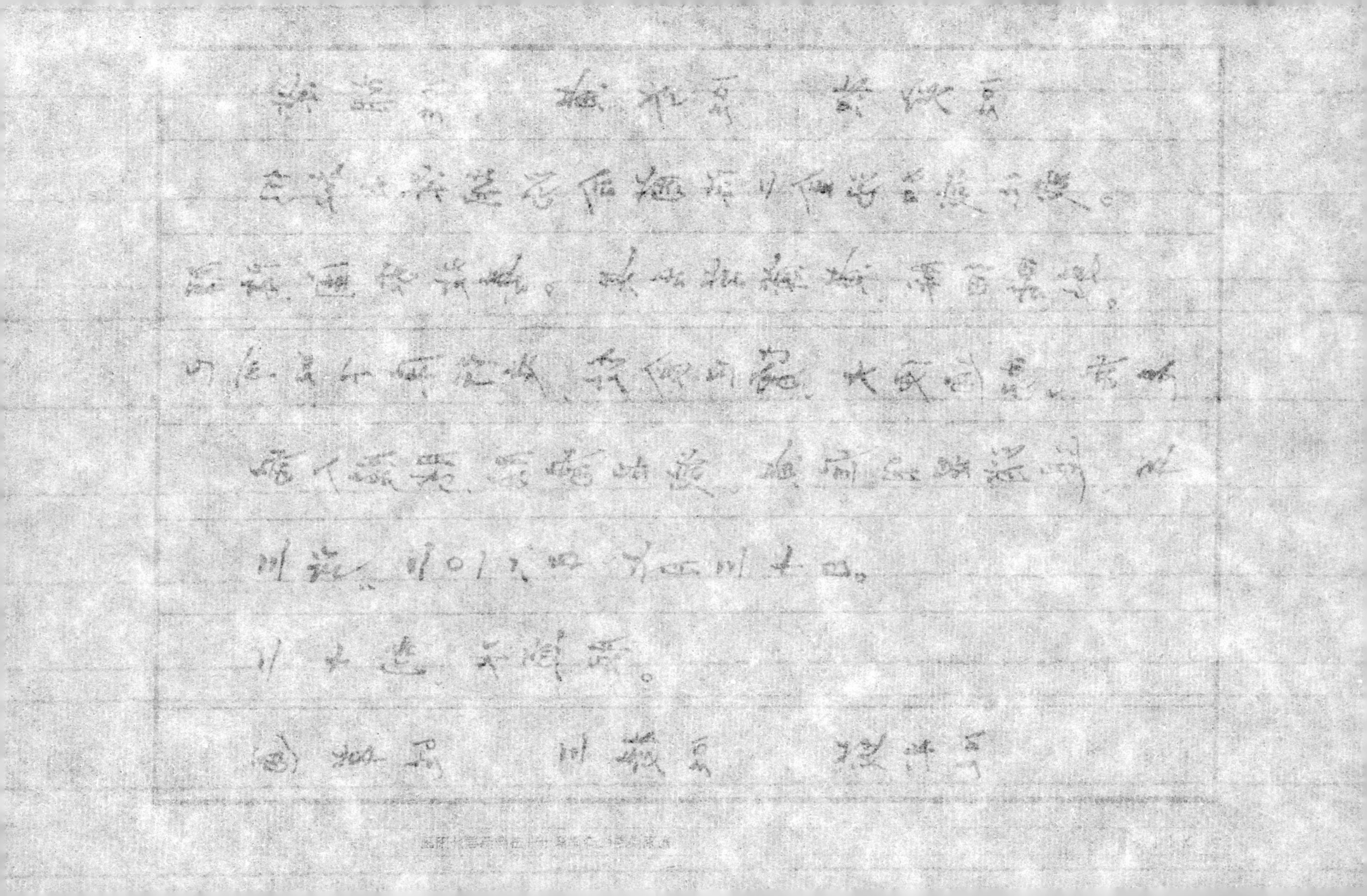

[illegible]

通草6克　三棱10克　莪术10克

二十剂，水煎服。

三诊：二〇一六年七月三十日。

病人腹胀、腹痛显减，黄疸明显消退，并已可以下床行走，饮食已增，大便通畅，病危解除，阖家欢喜。其舌苔薄黄，脉细略数。

仍拟大柴胡汤合茵陈二金汤加减化裁。

柴胡10克　黄芩10克　枳实10克

法半夏10克　赤芍15克　茵陈20克
鸡内金15克　海金沙20克　厚朴15克
猪苓10克　大腹皮10克　通草6克
三棱10克　莪术10克　炒莱菔子20克

二十剂，水煎服。

四诊：二〇一六年九月三日。

病人诸症悉平，腹胀、腹痛完全消退，黄疸全退。舌苔仍薄黄，脉细而滑。

为取同疗效，仍拟大柴胡汤合茵陈二金汤加减。

柴胡10克　黄芩10克　枳实10克

法半夏10克　赤芍10克　茵陈10克

鸡内金15克　海金沙15克　厚朴15克

猪苓10克　大腹皮10克　通草6克

三棱10克　莪术10克　炒莱菔子10克

炒山楂15克

二十剂，水煎服。

此后病人完全恢复正常，经常在家与人娱乐打牌，且常去女儿家中走亲，去年已庆九十岁大寿。我曾嘱咐病人禁食糯米类食物及油炸类食物、酒类、蛋黄，并少食动物脂肪等，可她早已忘记，至今健康。

四十年绕脐腹痛案

谢某，女，四十三岁，湖南省长沙市人。

初诊：一九九九年十一月二日。

病人患脐腹痛四十年不愈。自诉从四岁开始患病，经多次检查均未发现器质性病变，但长期服药未果。其脐腹疼痛阵作，日发四至五次，每日必小发作数次，数日内必大发作一次，大发作时脐腹部剧烈疼痛，急用热敷可使疼痛缓解。伴见腹胀、腹部畏冷，大便较溏，饮食欠佳，口中常有苦味。舌苔薄白，脉沉细而弦。

此乃肠中风冷之脐腹痛病证。

拟方：温脾汤。

制黑附片6克　肉桂皮6克　干姜6克

厚朴10克　生大黄3克　甘草6克

十剂，水煎服。

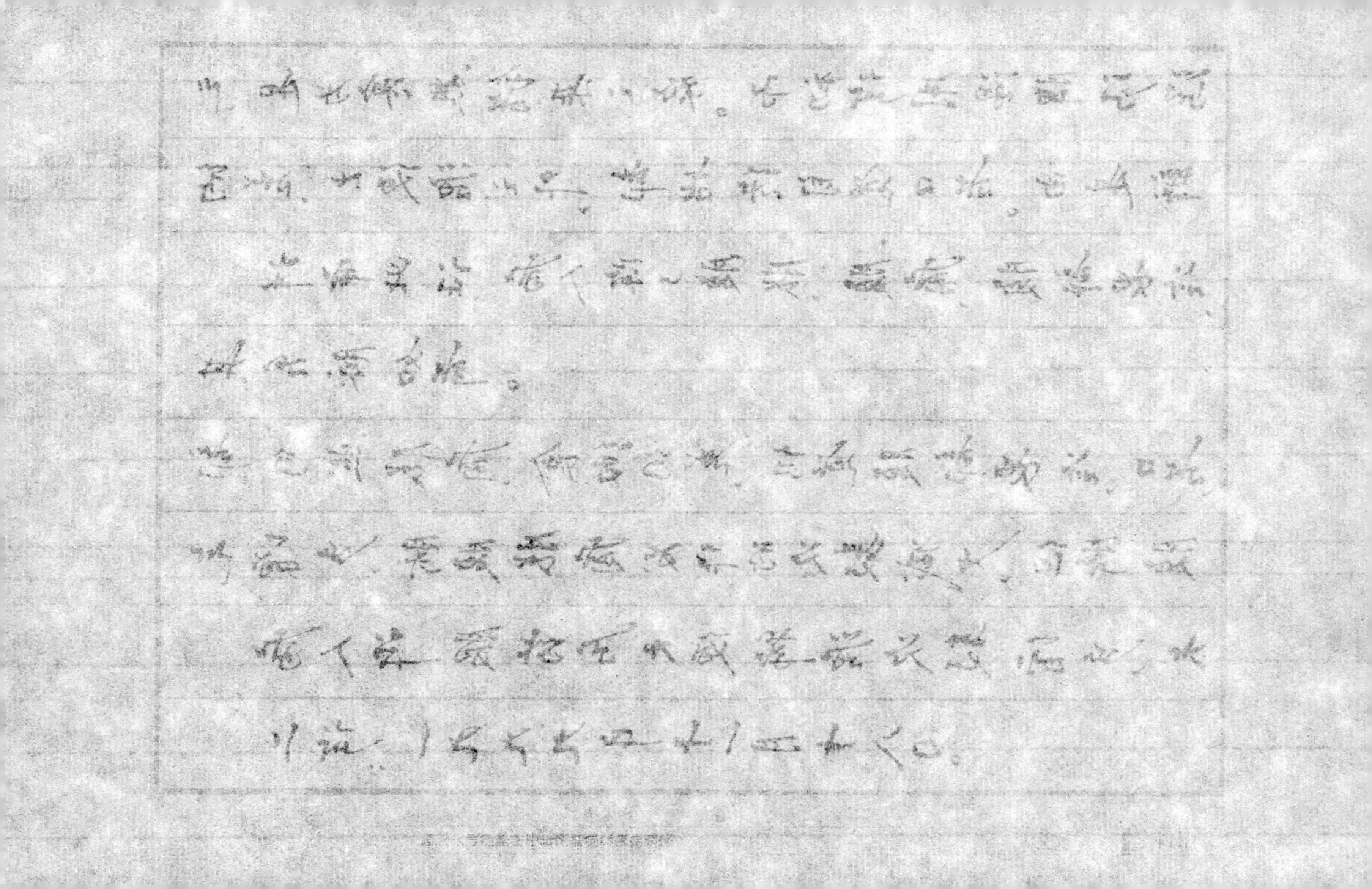

[illegible]

二诊：一九九九年十一月十八日。

病人诉服药后大便稀溏次数增多，矢气增多，脐腹胀痛发作的次数减少，但脐腹部仍然胀痛，食纳仍差，仍觉腹部畏冷，口苦，其舌脉如前。

详审此证，病人除了腹胀、腹痛、腹部畏冷、纳差、大便溏之外，却始终自觉口苦。由是辨之，是为寒热错杂之象。而初诊用温脾汤泻寒积痼冷，却取效不显，当考虑其久病脾虚而肠胃中寒热相杂，因而改用黄连理中汤加味以施治。

党参15克　炒白术15克　干姜6克

黄连3克　川椒10克　乌药15克

炙甘草6克

十剂，水煎服。

三诊：一九九九年十一月三十日。

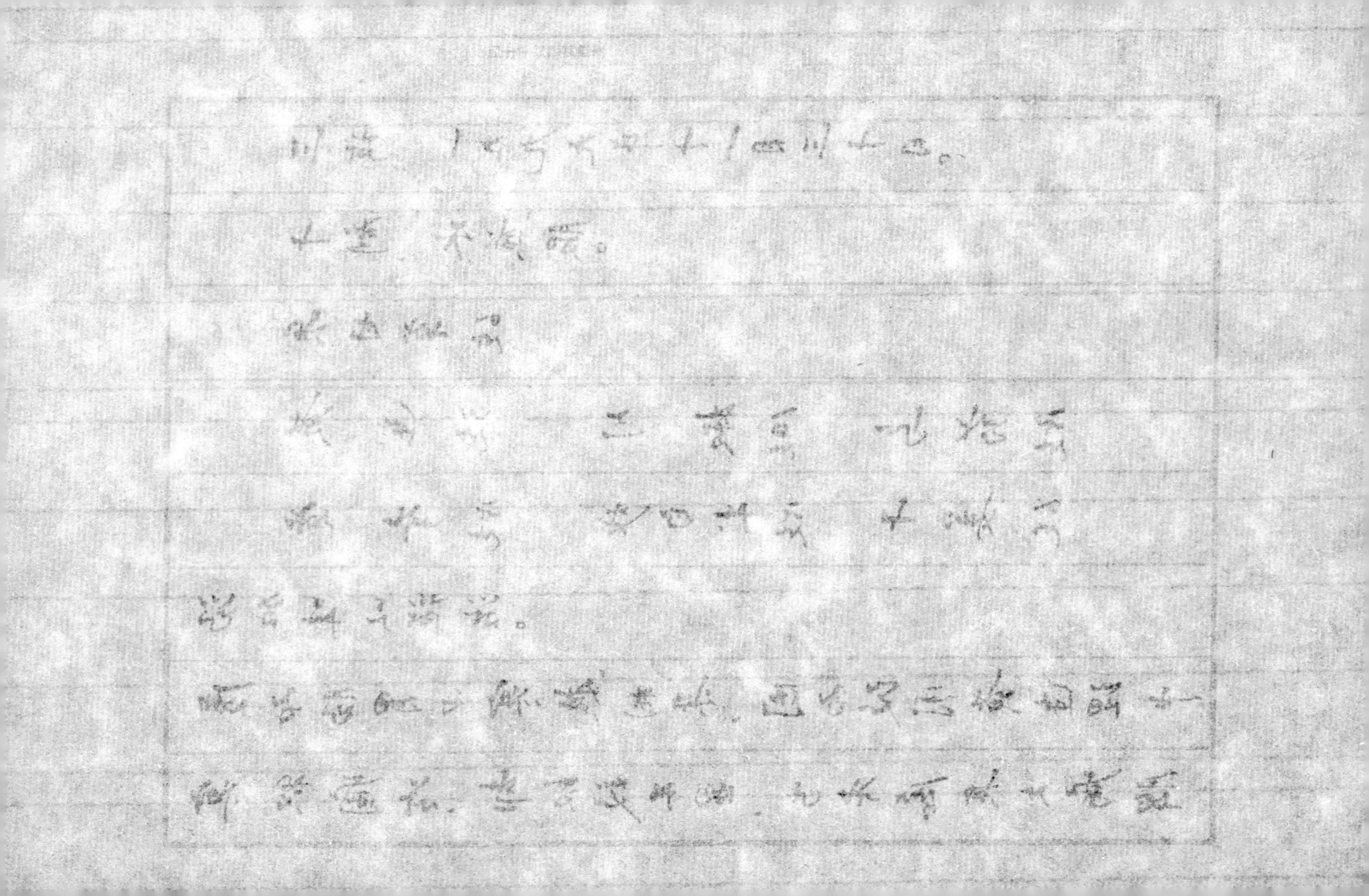

 [illegible]

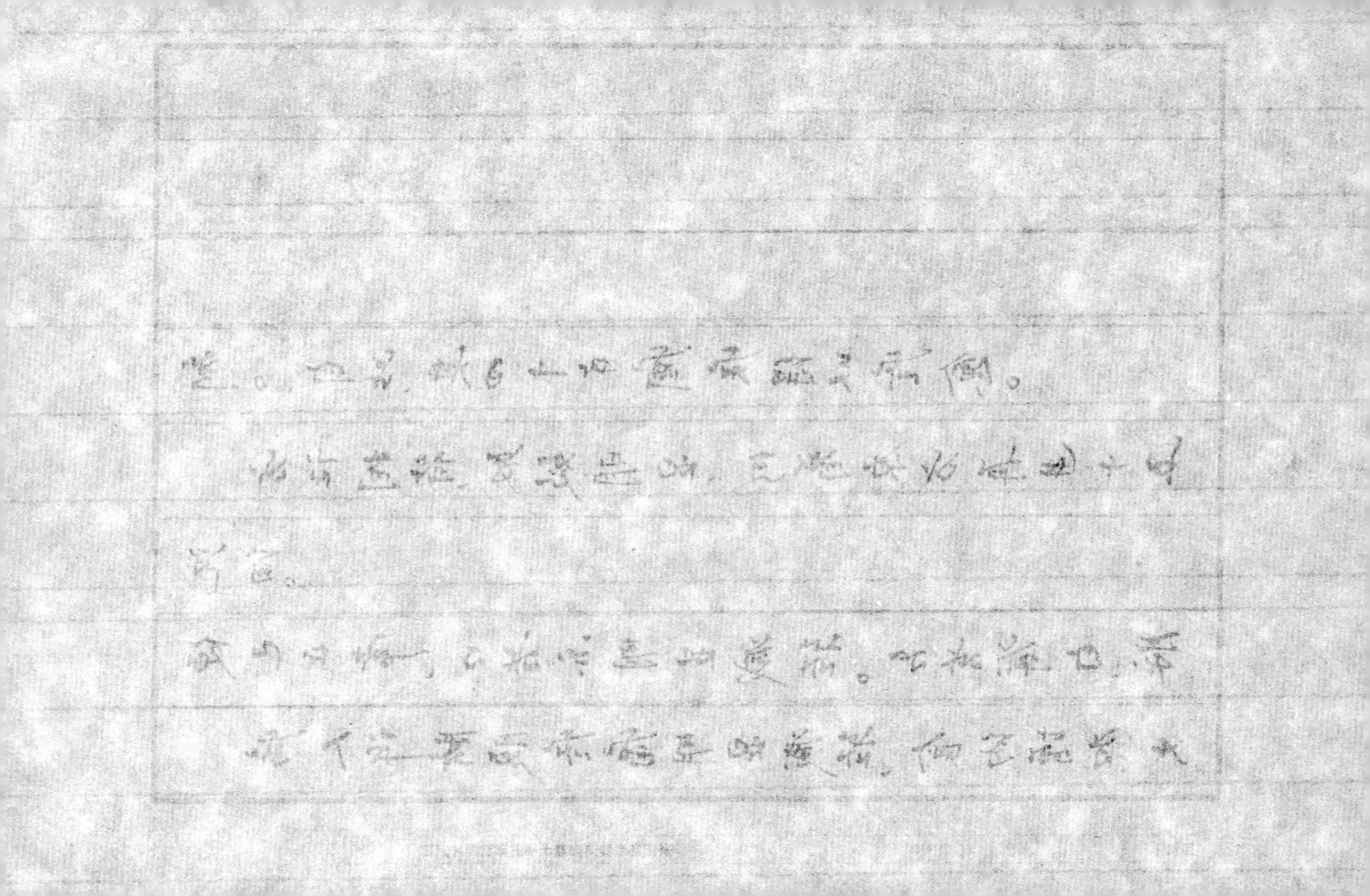

病人诉脐腹疼痛明显减轻，食纳增加，大便已正常，口苦亦明显减轻。舌苔薄白，脉沉细。

方证相符，取效明显，仍着原方再进十五剂。自此，其四十年痼疾得以痊愈。

急腹痛并呕血案

杨某，女，四十岁，湖南省长沙市人。

初诊：一九九一年七月二日。

病人无明显诱因突然发作腹部剧烈疼痛，并随即呕血。急送医院救治，医院诊断为胃出血及出血性肠梗阻。经治三日之后，其呕血略减，但仍然呕吐，呕吐物中带血，而腹部胀痛却丝毫未减，且大便三日未行，医院遂邀

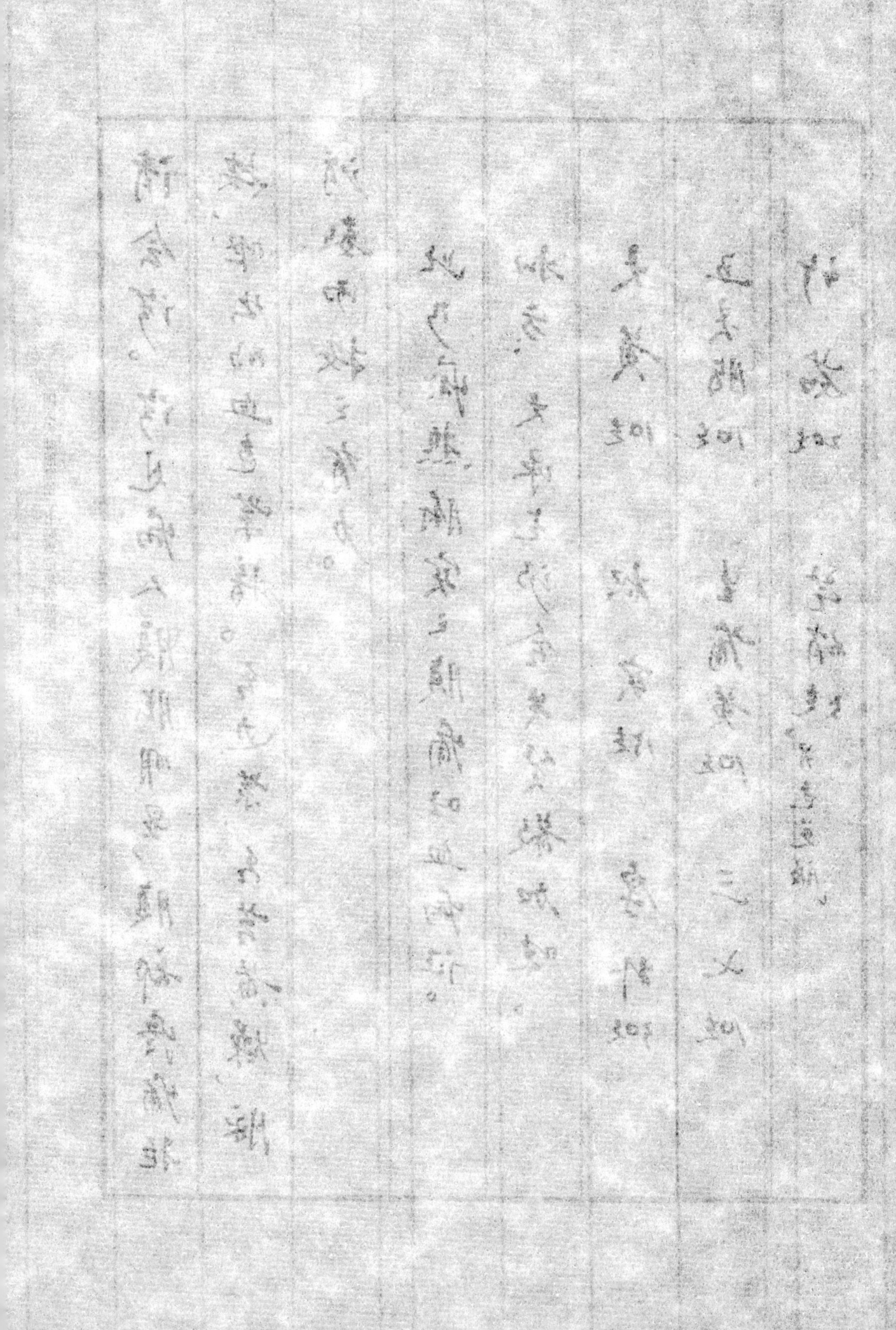

请会诊。诊见病人腹胀明显，腹部疼痛拒按，吐出的血色紫暗。舌边紫，舌苔黄燥，脉滑数而按之有力。

此乃瘀热腑实之腹痛吐血病证。

拟方，大承气汤合失笑散加味。

大黄10克　枳实15克　厚朴30克

五灵脂10克　生蒲黄10克　三七10克

竹茹20克　芒硝5克，另包兑服

二剂，水煎服。

二诊：一九九一年七月四日。

病人服药后呕吐已止，大便已行，前两次大便均如柏油样黑色，后则转为黄色。现下腹部时而疼痛，但腹胀已除。舌苔薄黄，脉滑。改用失笑散合金铃子散加味治之。

五灵脂10克　蒲黄炭10克　川楝子10克

延胡索10克　田三七10克　大黄5克

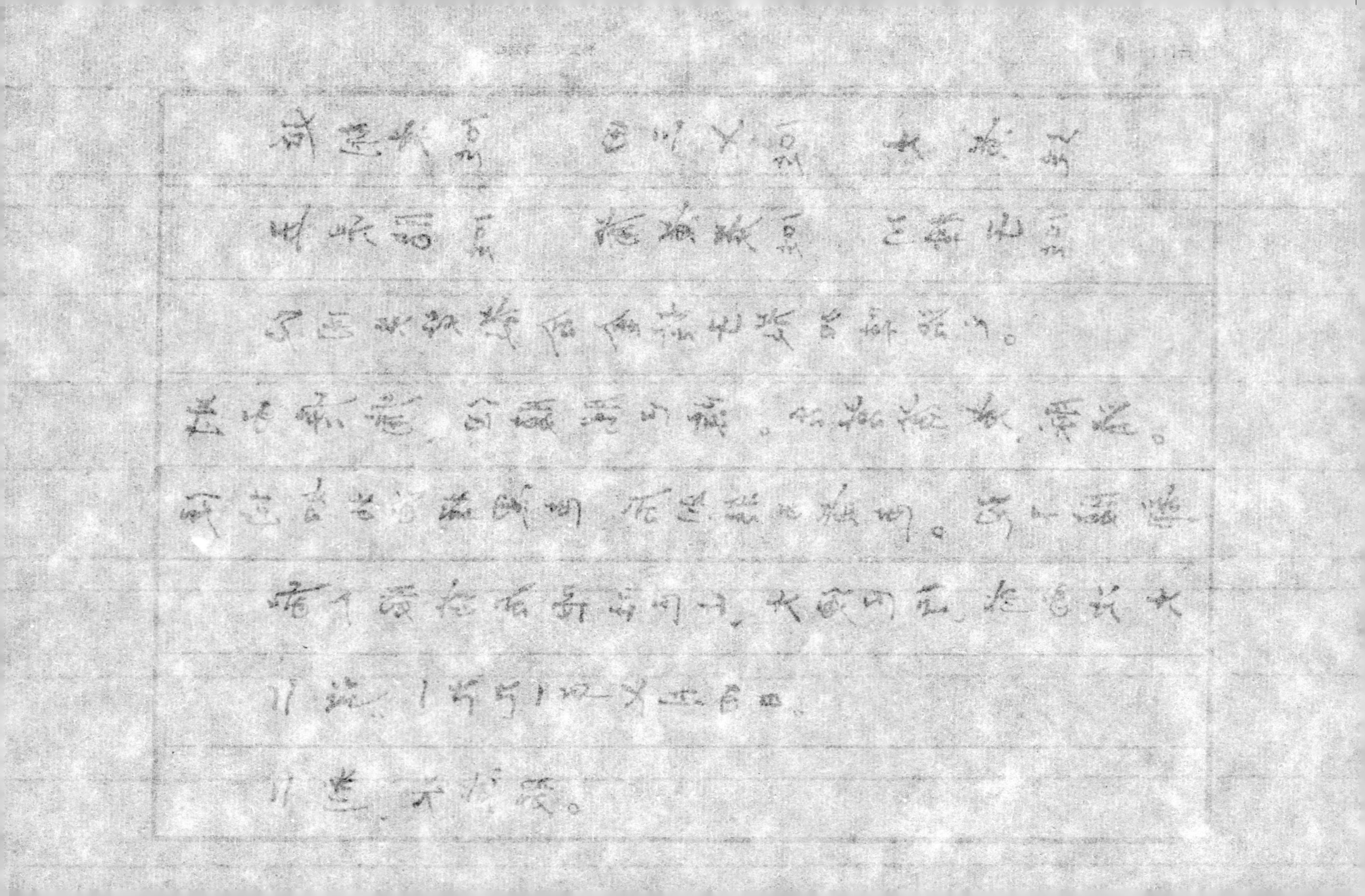

[illegible]

[illegible]

[illegible]

[illegible]

[illegible]

[illegible]

[illegible]

[illegible]

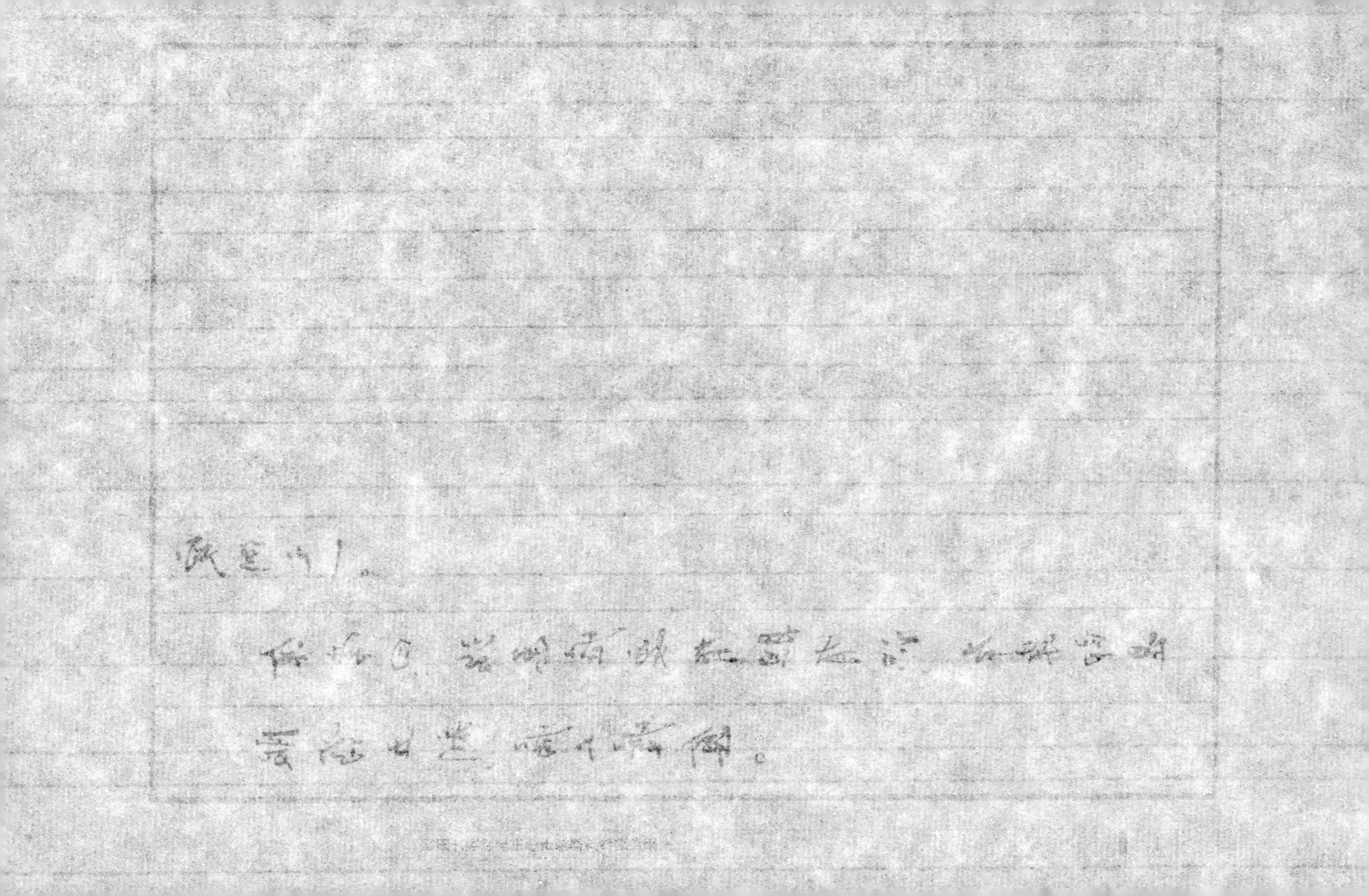

[illegible]！

[illegible]

[illegible]。

服药五剂，病人痊愈。

余常曰：治急症要有胆有识，本案即是实例之一。

腹中响鸣十五年不愈案

王某，男，七十三岁，湖南省长沙市人。

初诊：二〇〇〇年三月五日。

病人诉其左侧大腹部阵发响鸣，响声颇大，发作时同屋人可闻及其响声。病人形容说：就象腹中打雷一样。每日腹部响鸣发作数十次，病已十五年，诸治不愈。询其发作特点，诉自觉有气块游走于腹部上下，以左侧腹部为

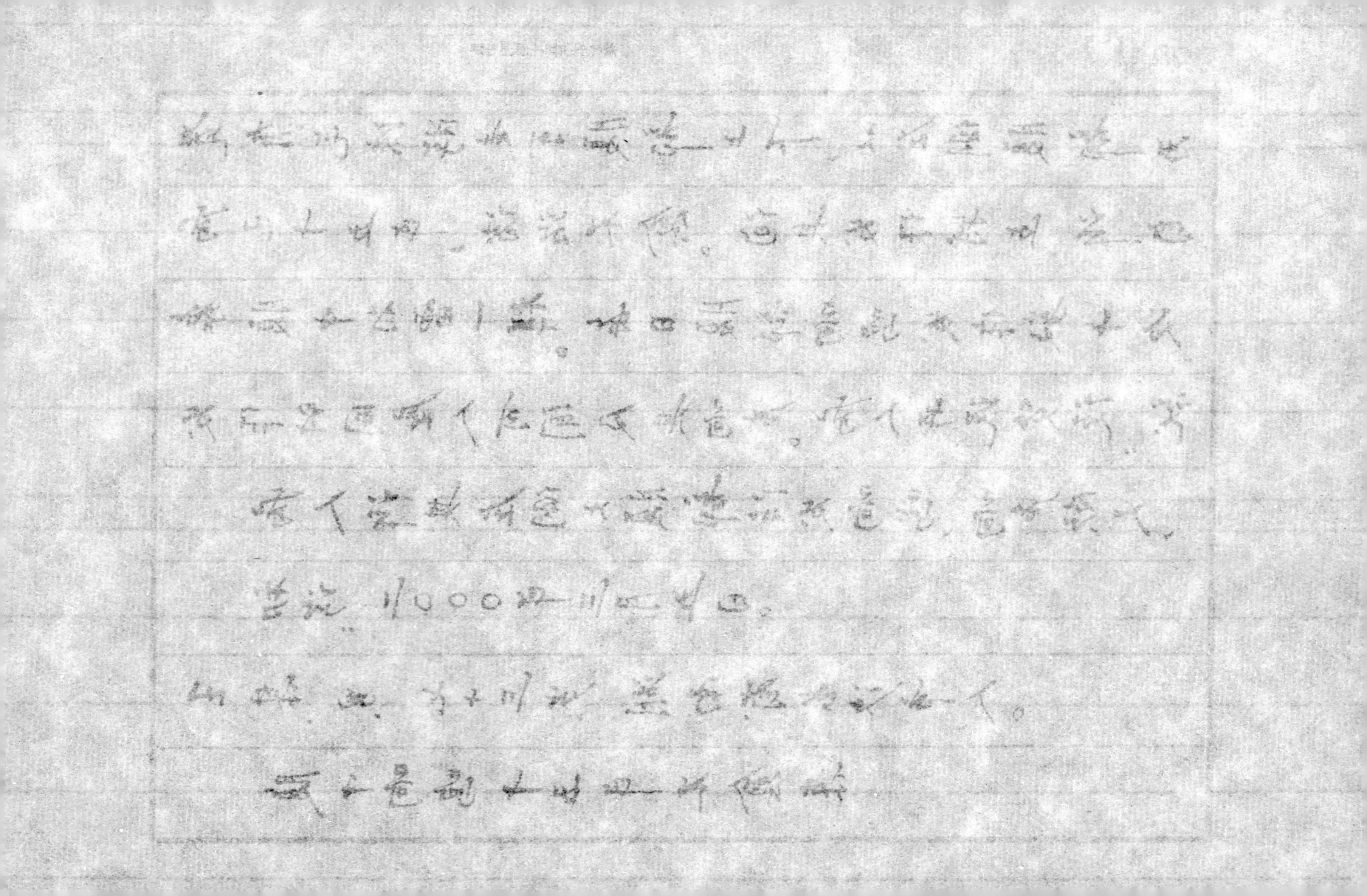

[illegible]

[illegible]

[illegible]

[illegible]

[illegible]

[illegible]

[illegible]

[illegible]

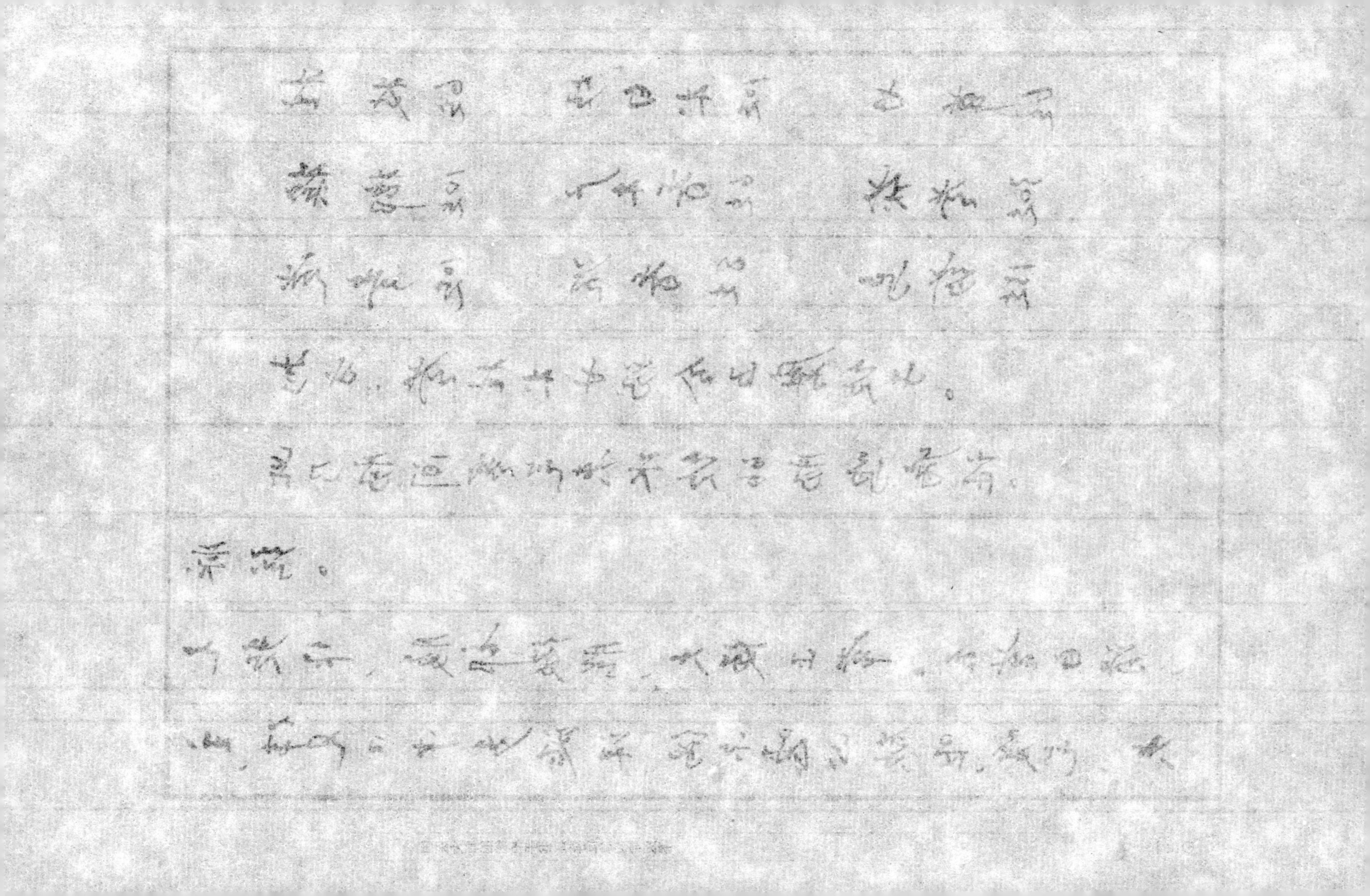

[illegible]

主，伴见口中多涎沫，偶尔呕心欲吐，嗳气、矢气发作，腹部微胀，大便正常。舌苔白滑，脉弦。

此乃肠间寒气夹水饮的肠鸣病证。

拟方：苓桂术甘汤合五磨饮子。

党参10克　沉香8克　乌药15克

槟榔10克　广木香6克　茯苓30克

桂枝6克　炒白术10克　甘草6克

十五剂，水煎服。

二诊：二〇〇〇年三月十九日。

病人诉服药后，腹中响鸣显减，病人未曾想到多年痼疾竟能服药取效，而且这是十五年服药以来的首次取效，其治疗信心大增。

仍守原方再进二十剂。

三诊：二〇〇〇年四月九日。

病人告知其腹中响鸣大减，口中涎沫亦

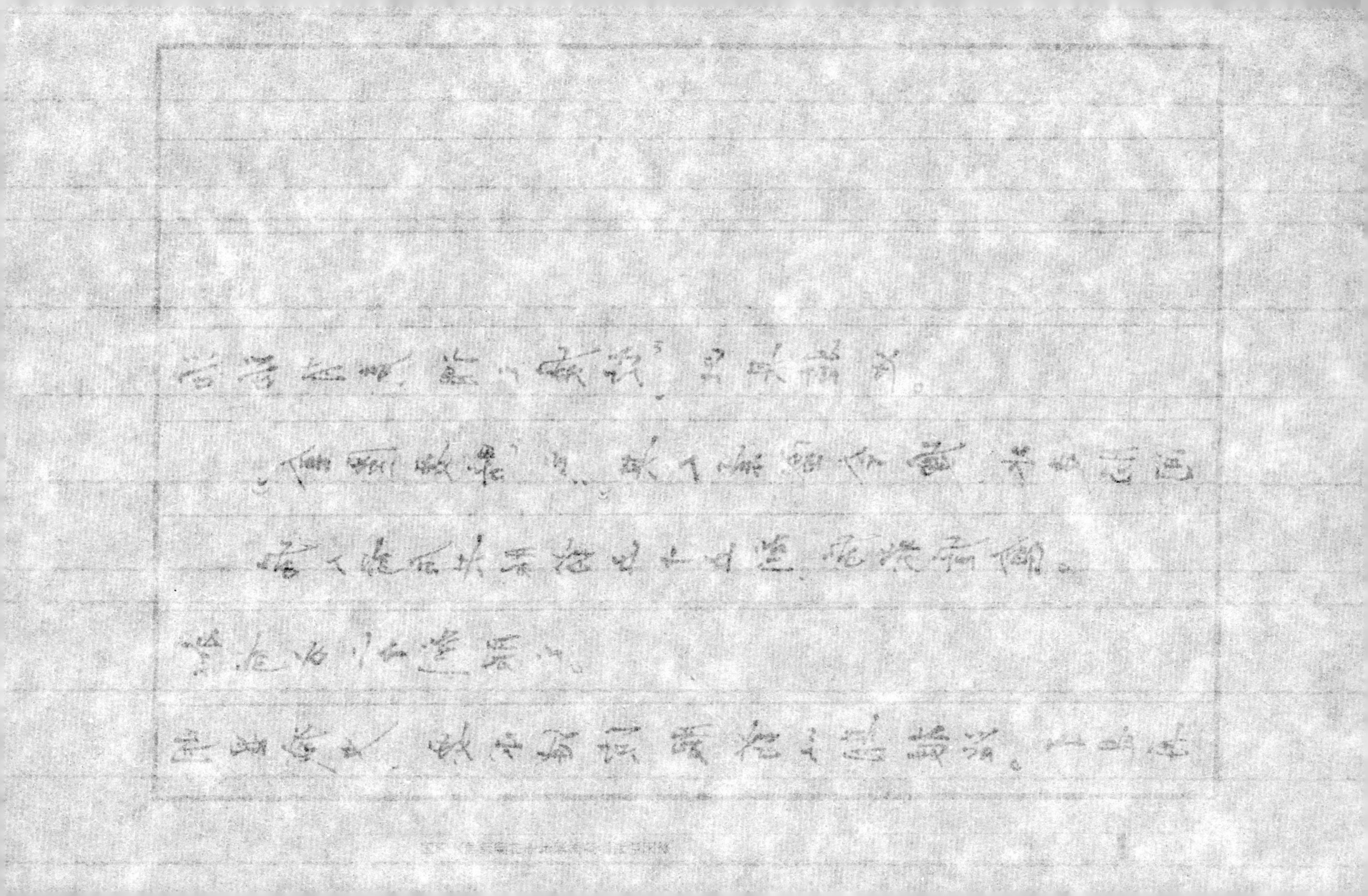

[illegible]

[illegible]

[illegible]

[illegible]

[illegible]

明显减少，要求继续服药以期根治。于是再拟前方二十剂服之。

病人前后共服药五十五剂，病获痊愈。

"金匮要略"云："其人素盛今瘦，水走肠间，沥沥有声，谓之痰饮"，此其验也。

二十年泄泻案

汪某，男，四十八岁，湖南省石门县人。

初诊：二〇一八年十一月二十八日。

病人诉患泄泻病二十年，每日泄泻少则七、八次，多则十余次，长期服用中西药物，并多次住院治疗，但泄泻始终未治愈。询其大便稀溏，甚则泻水，脐腹部经常胀痛，腹部有畏冷感，遇天冷或饮食稍有生冷则泄泻必然加重。

精神疲乏，形体羸瘦。舌淡、苔白厚，脉沉细。

查其住院诊断，为克罗恩病、疡性结肠炎。

此乃脾胃虚寒夹湿之泄泻病证。

拟方：理中汤合胃苓散。

党参10克　炒白术10克　干姜10克

苍术8克　厚朴30克　陈皮10克

桂枝6克　猪苓10克　泽泻10克

砂仁10克　茯苓20克　甘草6克

三十剂，水煎服。

二诊：二〇一八年十二月二十七日。

病人诉服药后泄泻大减，现在每日泄泻最多五次，一般二次。但是腹部仍然胀痛，而且近段泄泻是以清晨为主。舌苔转薄白，脉细。改拟香砂理中汤合四神丸，脾肾同治。

党参10克　炒白术10克　干姜10克

砂仁10克　广木香6克　补骨脂15克

吴茱萸5克　炒肉豆蔻10克　五味子6克
甘草6克
三十剂，水煎服。

三诊：二〇一九年一月二十五日。

病人泄泻已止，腹部胀痛亦止。但精神疲乏，食纳较差，其余诸症悉平。舌苔薄白，脉细。

用香砂六君子汤温补中焦，以巩固之。

红参10克　炒白术10克　茯苓20克

陈皮10克　法半夏10克　砂仁10克

干姜6克　甘草6克

二十剂，水煎服。

《内经》云："湿胜则濡泻"，《景岳全书》又云："泄泻之本，无不由于脾胃"，是以健脾除湿是为治泄之常法，本案便是其例。

尿小便则腰背胀痛案

贺某，女，五十岁，湖南省邵东县人。

初诊：二〇一七年九月二十日。

病人诉小便频数，日达数十次，若稍有忍慢则腰背肩部胀痛，甚则波及全身胀痛，必须立即去解小便，解完小便后其疼痛即可缓解。病已八年，多次住院治疗，终未解除症情。伴见口苦、尿黄。舌质紫，舌苔薄黄，脉细数。

此乃膀胱湿热夹瘀、阻滞经脉的病证。

拟方：知柏地黄汤合桃仁牛膝煎加味。

黄柏10克　知母10克　熟地10克

山药10克　茯苓15克　泽泻10克

牡丹皮10克　山茱萸10克　桃仁10克

川牛膝15克　片姜黄15克

二十剂，水煎服。

二诊：二〇一七年十月十一日。

病人诉服药后腰背胀痛明显减轻，小便频数已减少一半。药效明显，嘱以原方再进二十剂。

三诊：二〇一七年十一月五日。

病人腰背痛已基本解除，小便频数亦随之解除，其口苦、尿黄等症悉除。病人要求继续服药巩固，再予原方十五剂善后。

"内经"云："膀胱是太阳之脉，……其直者，以巅入络脑，还出别下项，循肩髆内，挟脊抵腰中，入循膂，络肾属膀胱；其支者，从腰中下挟脊，贯臀，入腘中。"本案病人所疼痛的部位正是膀胱经脉所循行的部位，而"膀胱者，肾所主也；""膀胱者，津液之腑也。"病位在肾与膀胱，故以清湿热，促气化之治而获愈。

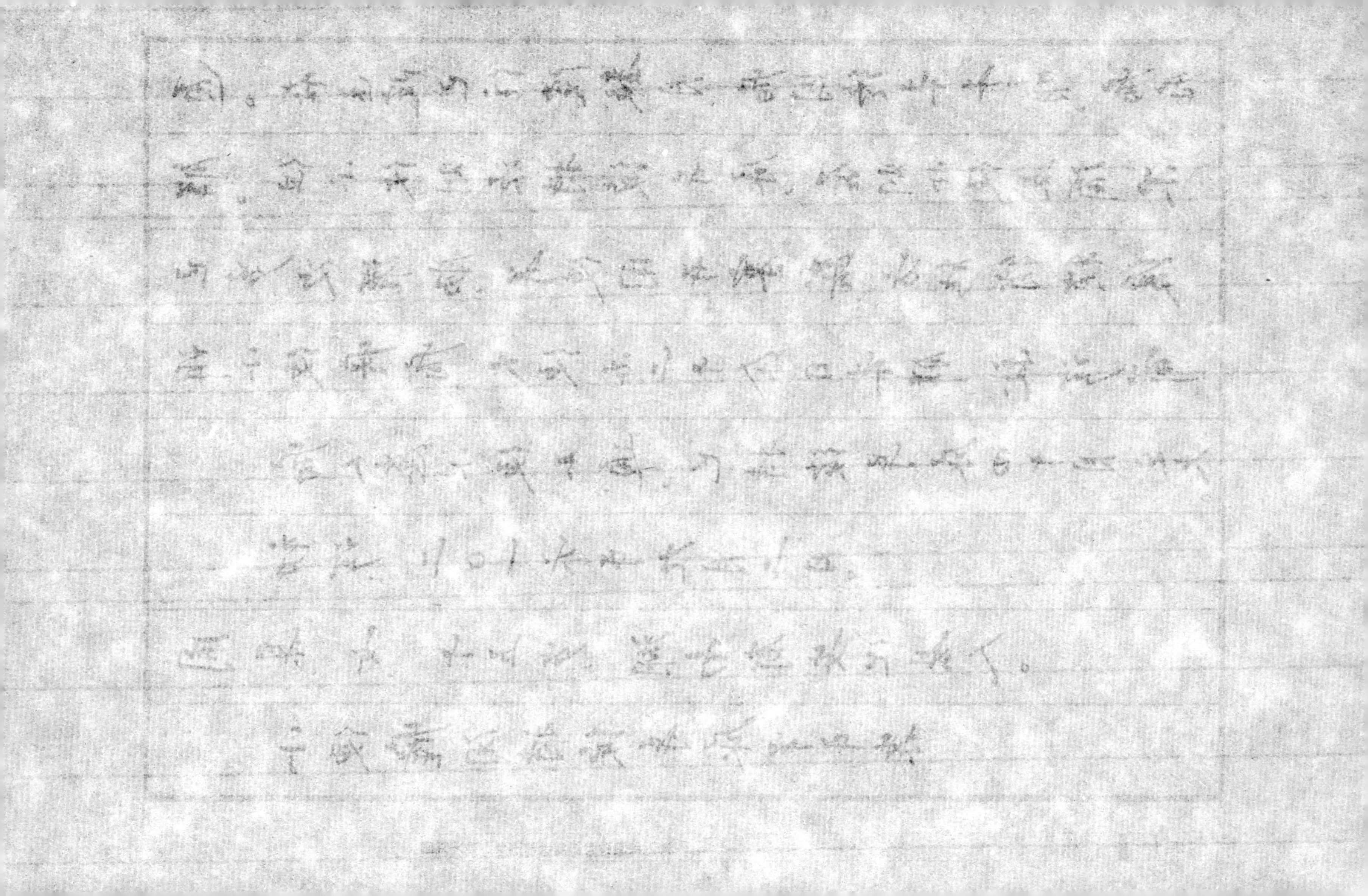

[illegible]

小便癃闭持续导尿半年案

周某，女，十五岁，湖南省安化县人。

初诊：二〇一六年九月二日。

病人患小便不通，已持续导尿四个月之久。诉小便疼痛，大便亦二十余日未解，就诊前已多次灌肠，并使用开塞露，方能稍稍缓解。但小便则须持续导尿，否则小便点滴不通。在医院已住院数月，病因终未查明，病症未能解除。病人心情抑郁烦躁，精神萎靡不振，面色淡黄，形体消瘦。舌苔薄黄，脉细数。

查其住院诊断为：不明原因大小便障碍，尿肌收缩力弱。

此乃气虚兼湿热之癃闭病证。

拟方：滋肾通关丸合倒换散。

肉桂3克　黄柏6克　知母6克

滑石15克

十五剂，水煎服。

另：生大黄45克　荆芥45克

二药合碾细粉，用开水冲服，每日冲服二次，每次冲服三克左右，十五日服完。

二诊：二〇一六年九月十五日。

病人诉大小便仍然闭塞不通，服药之后，解大便两次，小便已不再疼痛，但是导尿的尿液中常有血丝，仍保留导尿。病人精神疲乏，舌脉如前。

改用加参通关丸合八正散加减。

西洋参10克　肉桂3克　黄柏10克

知母10克　生地10克　木通6克

车前子10克　栀子炭10克　萹蓄10克

瞿麦10克　滑石15克　大黄5克

白茅根15克　甘草6克

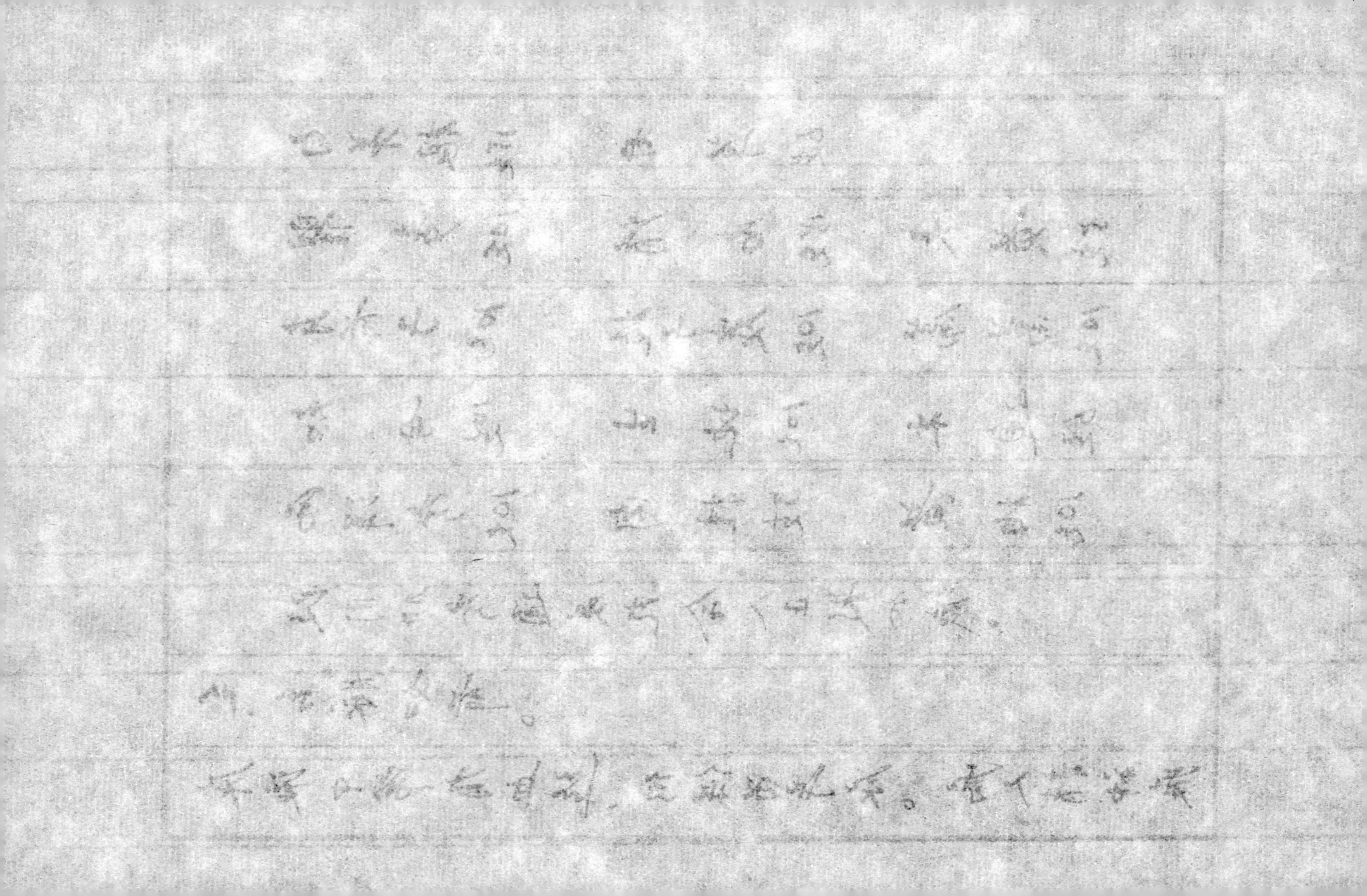

[illegible]

[illegible]

[illegible]

[illegible]

[illegible]

[illegible]。

[illegible]。

[illegible]、[illegible]。[illegible]

十五剂，水煎服。

三诊：二〇一六年十月二十一日。

病人诉小便疼痛及尿中带血均止，但仍需靠导尿排出小便，近半个月内已解大便三次。其舌脉如前。

医院再次检查提示：尿肌收缩力弱，膀胱无异常，肠道无明显异常。

再拟二诊原方十五剂，水煎服。

四诊：二〇一六年十一月二十五日。

病人小便仍然不通，仍在持续导尿，大便五日一行，精神明显疲乏。舌苔转薄黄，脉细略数。

改用补中益气汤加味治之。

西洋参10克　黄芪30克　漂白术10克

当归10克　陈皮10克　升麻6克

柴胡10克　黄柏10克　车前子10克

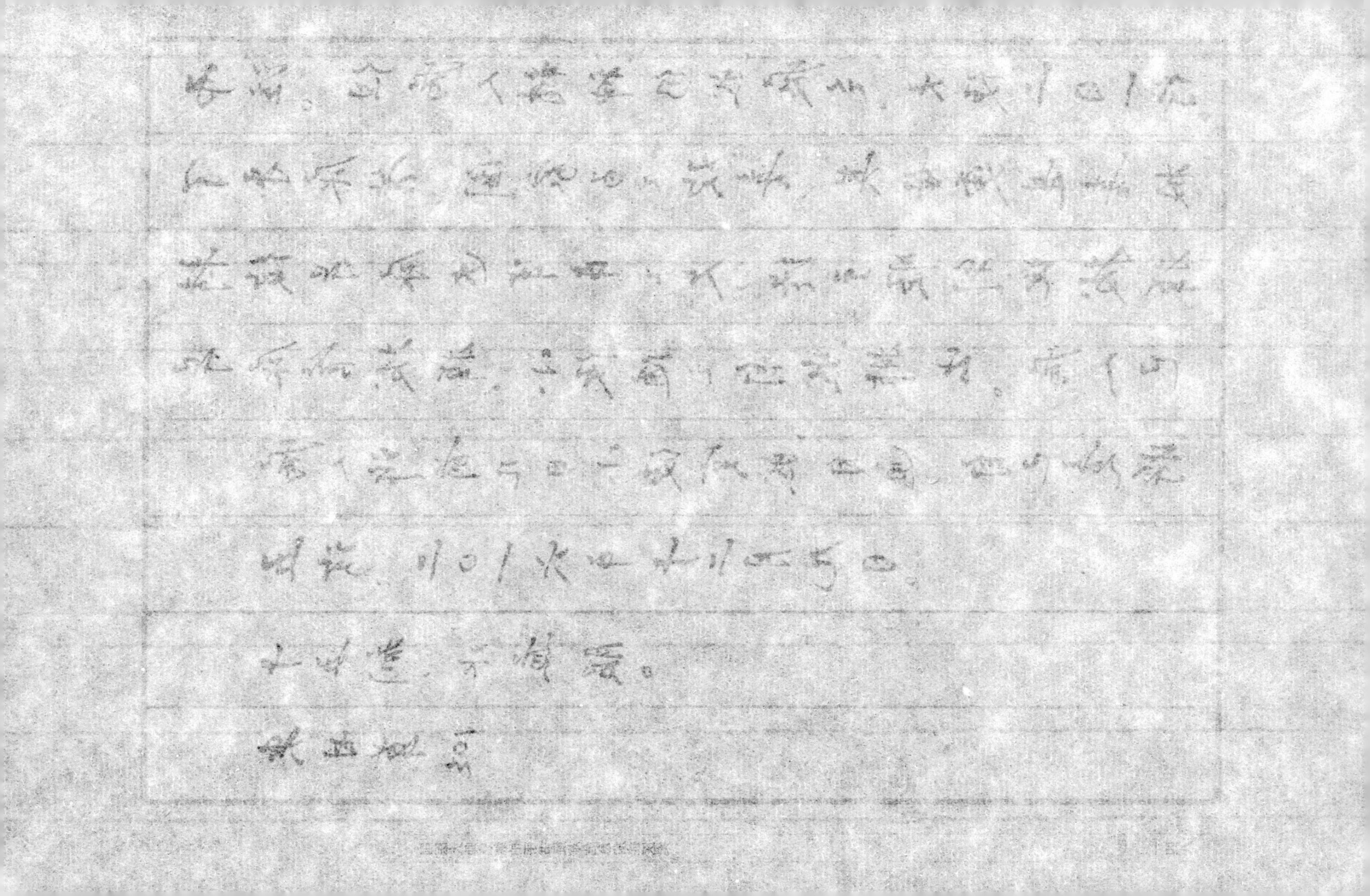

[illegible]

炙甘草10克
十五剂，水煎服。
五诊：二〇一六年十二月九日。
病人诉前几日小便突然自通，自己竟将导尿管拔掉，小便随之自然排出。病人已持续导尿达半年之久，终于顺利地拔掉了导尿管，阖家为之欢喜，其母更是喜极而泣。但病人精神仍然疲乏，大便二日一行。

其舌脉如前。

药已显效，当击鼓再进，再以前方补中益气汤加味治之，续服十五剂，其病痊愈。

本案病人尿痛、便秘、舌苔黄、脉数，此热之象也；精神疲乏，形体消瘦，面色淡黄，脉细，乃虚之象也。一虚一实，必须先治其标以去其邪热；后治其本以补其中气，一以降浊，一以升清，标本有序，虚实不紊，方使顽疾获

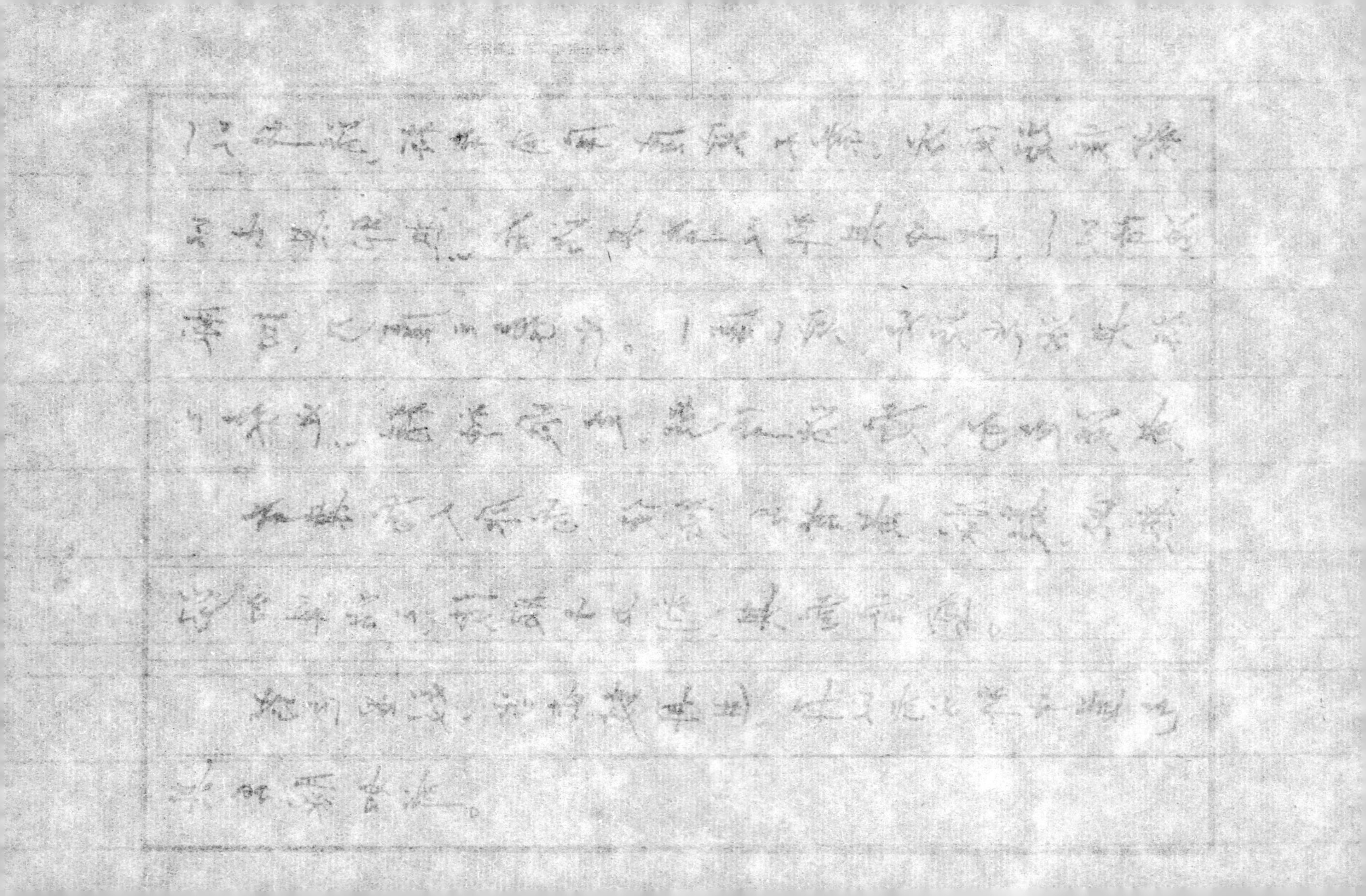

[illegible]

[illegible]

[illegible]

[illegible]

[illegible]

[illegible]

[illegible]

[illegible]

愈。《内经》云："中气不足，溲便为之变"，此其验也。

频频遗尿十六年不愈案

向某，女，十六岁，湖南省桃江县人。

初诊：二〇一九年一月三日。

病人家长代诉：此女自幼夜间遗尿，病已十六年，多方诊治无效。现每晚睡后遗尿六次以上，尿湿衣裤及床单被褥后才转醒。其舌苔薄白，脉细。

在医院多次检查，乃超示膀胱及尿路无

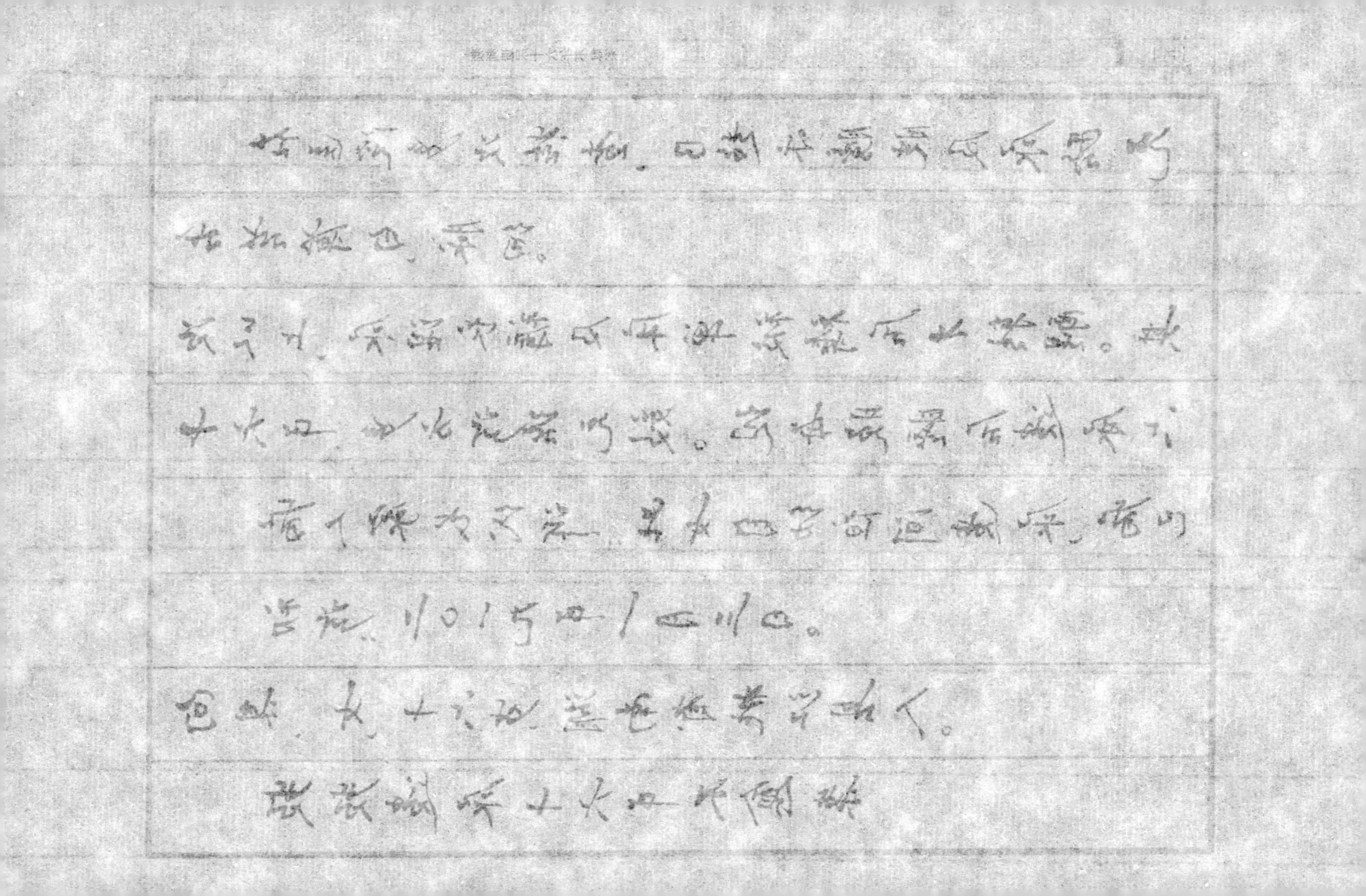

[illegible]

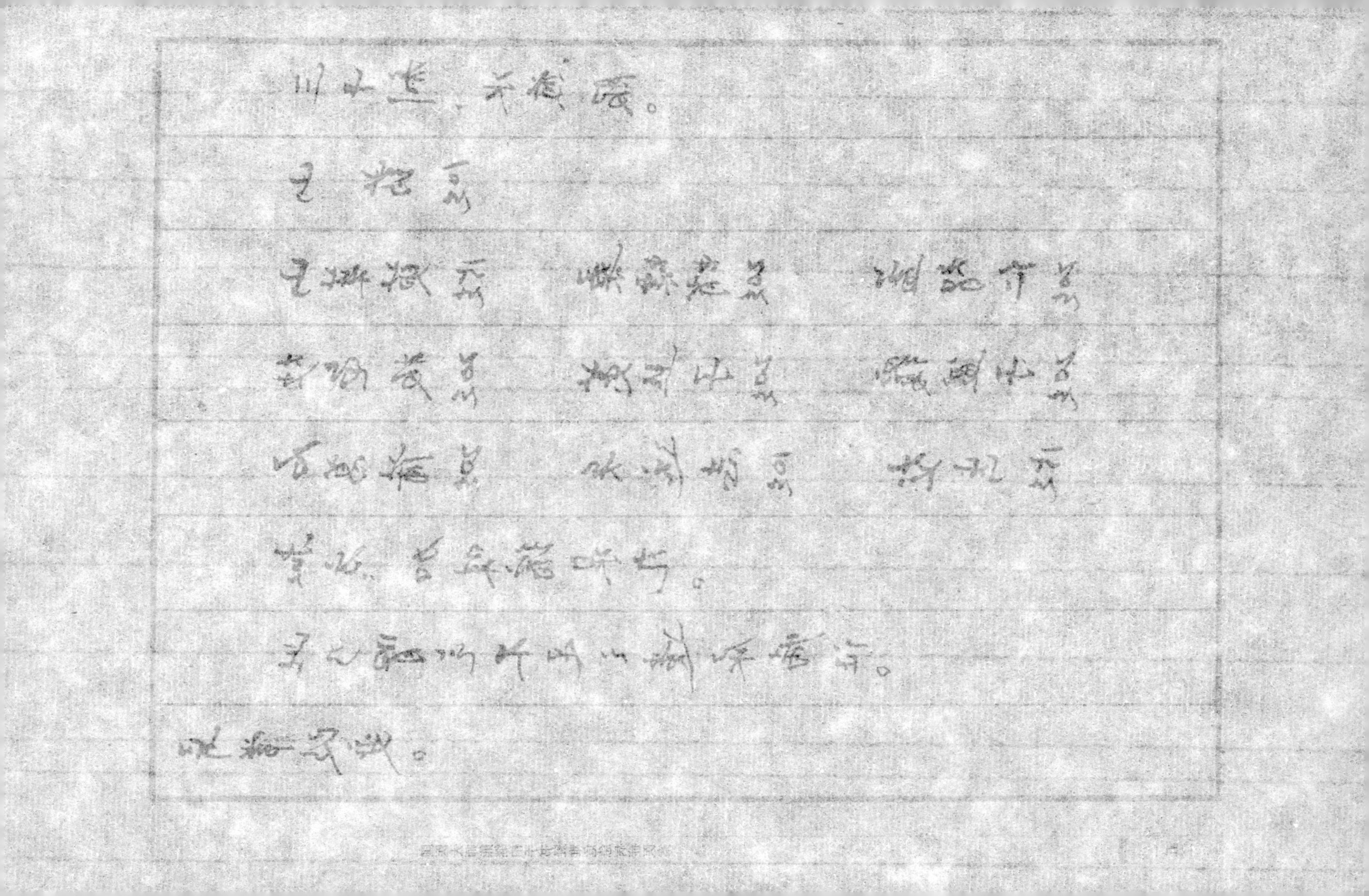

[illegible]

异常改变。

此乃肾气不足之遗尿病证。

拟方：加味缩泉丸。

石菖蒲20克　炙远志10克　龙齿15克

炒龟板20克　菟丝子20克　覆盆子20克

山茱萸15克　桑螵蛸20克　益智仁20克

山药10克

三十剂，水煎服。

二诊：二〇一九年三月三日。

病人家长代诉，其遗尿次数减少，但每晚遗尿仍在五次以内。舌苔薄白，脉细。

仍以原方三十剂，水煎服。

三诊：二〇一九年四月二十五日。

家人代诉其遗尿次数进一步减少，每晚遗尿三至四次。舌苔薄白，脉细。

病人已服药两个月，虽有疗效，但甚不满

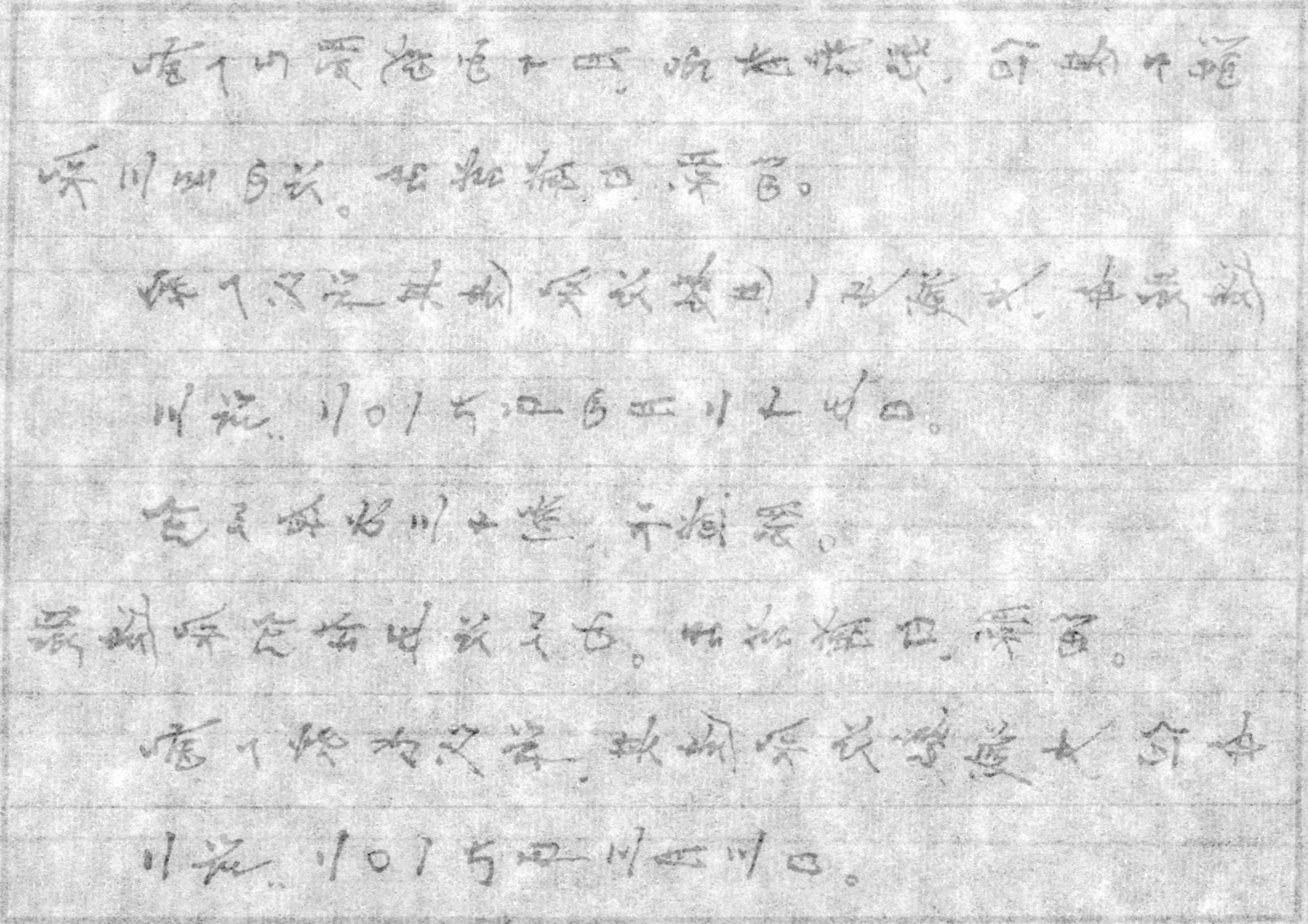

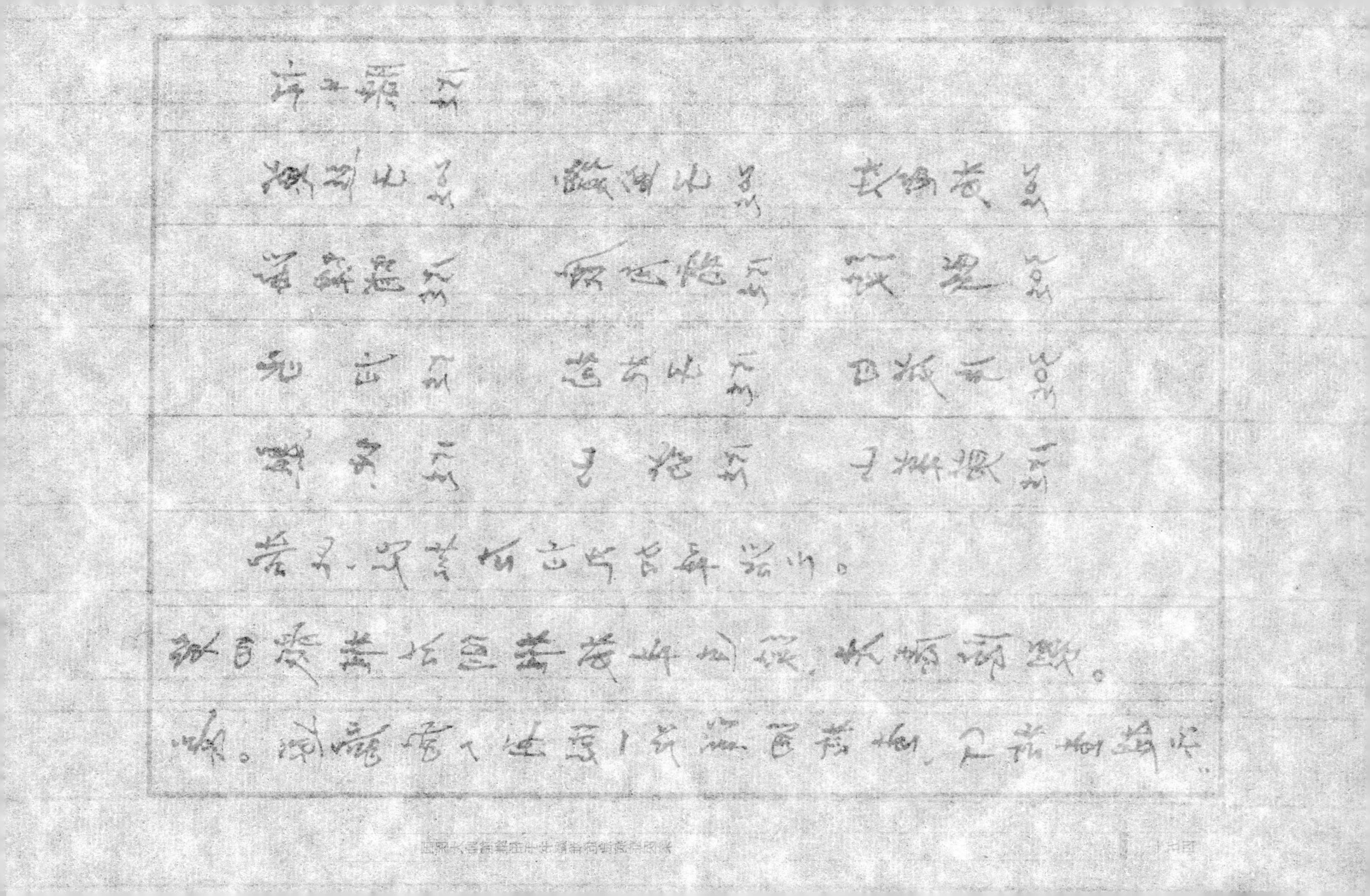

[illegible]

意。遂嘱病人再做一次详细检查，CT检查提示：第四骶椎右侧椎板未连续，考虑隐裂。

据此，改拟左归丸加味治之。

熟地15克　山药15克　山茱萸15克

当归5克　枸杞子15克　白茯苓30克

海螵蛸15克　鹿角霜15克　续断30克

菟丝子20克　覆盆子20克　炒龟板20克

怀牛膝15克

三十剂，水煎服。

四诊：二〇一九年六月二十日。

病人服上方后遗尿量减，已不再每晚遗尿，近一个月内遗尿不到十次。由于服效明显，家长又将原方捡药，再进了二十剂。现病人遗尿全止，全家人喜出望外，但诉病人近日自汗明显。其舌脉如前。

再拟上方加龙骨、牡蛎治之。

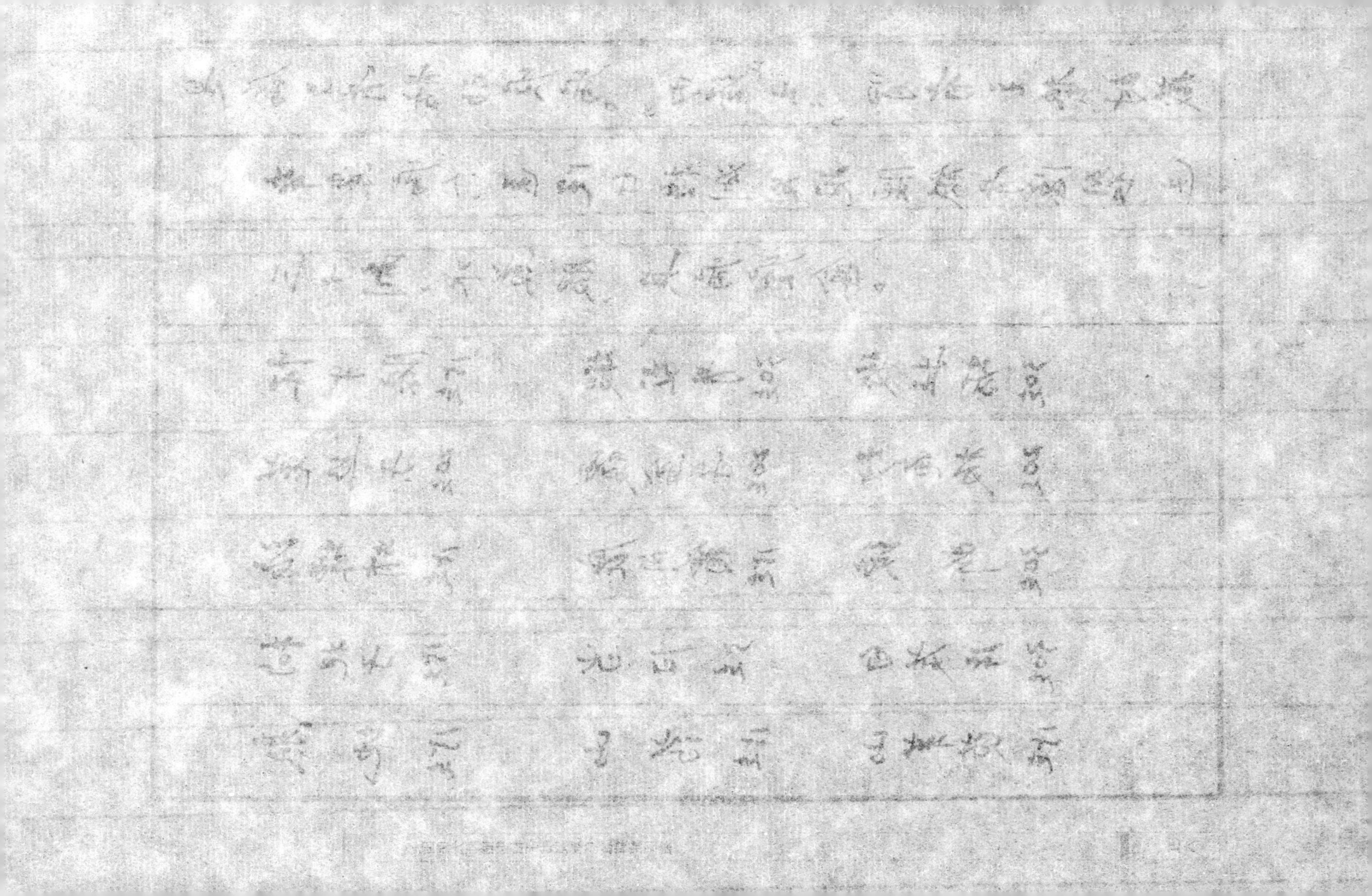

[illegible]

熟地15克　山药15克　山茱萸15克

枸杞子15克　当归5克　白芍片30克

海螵蛸15克　鹿角霜15克　续断30克

菟丝子20克　覆盆子20克　炒龟板20克

怀牛膝15克　煅龙骨30克　煅牡蛎30克

三十剂，水煎服，其病痊愈。

本案病人，通过CT检测发现腰骶骨隐裂，这是属于骨骼的疾病。《内经》云：“肾者主蛰，封藏之本，精之处也，"其充在骨"；又云："肾主身之骨髓"。故补肾充骨是本案治愈的关键。本案治愈，更有赖于医院（检测结果的提示。可见中医诊治疾病，应当善于参考现代医学的检测诊断，再予辨证施治，这才是真正的中西医结合。

阴茎疼痛二年不愈案

夏某，男，四十八岁，湖南省岳阳市人。

初诊：二〇一六年四月十七日。

病人自诉阴茎疼痛二年不愈。第一年初起时，疼痛呈阵发性，每日发作数次，第二年疼痛呈持续性，昼夜疼痛不休，其痛并连及会阴部，阴部有明显烧灼感。并诉其痛如刺，又痛又胀。尤当阴茎勃起时则疼痛加重，以致无法进行性生活。询其局部并无外伤史，小便色黄而热，兼有口苦。舌质红紫，舌苔薄黄，脉弦数。

两年以来，曾在医院做过多次检查，均未发现器质性病变，医院诊断为前列腺炎。

此乃肝经湿热夹瘀的阴痛病证。

拟方：龙胆泻肝汤合失笑散。

龙胆草6克　黄芩10克　山栀子10克

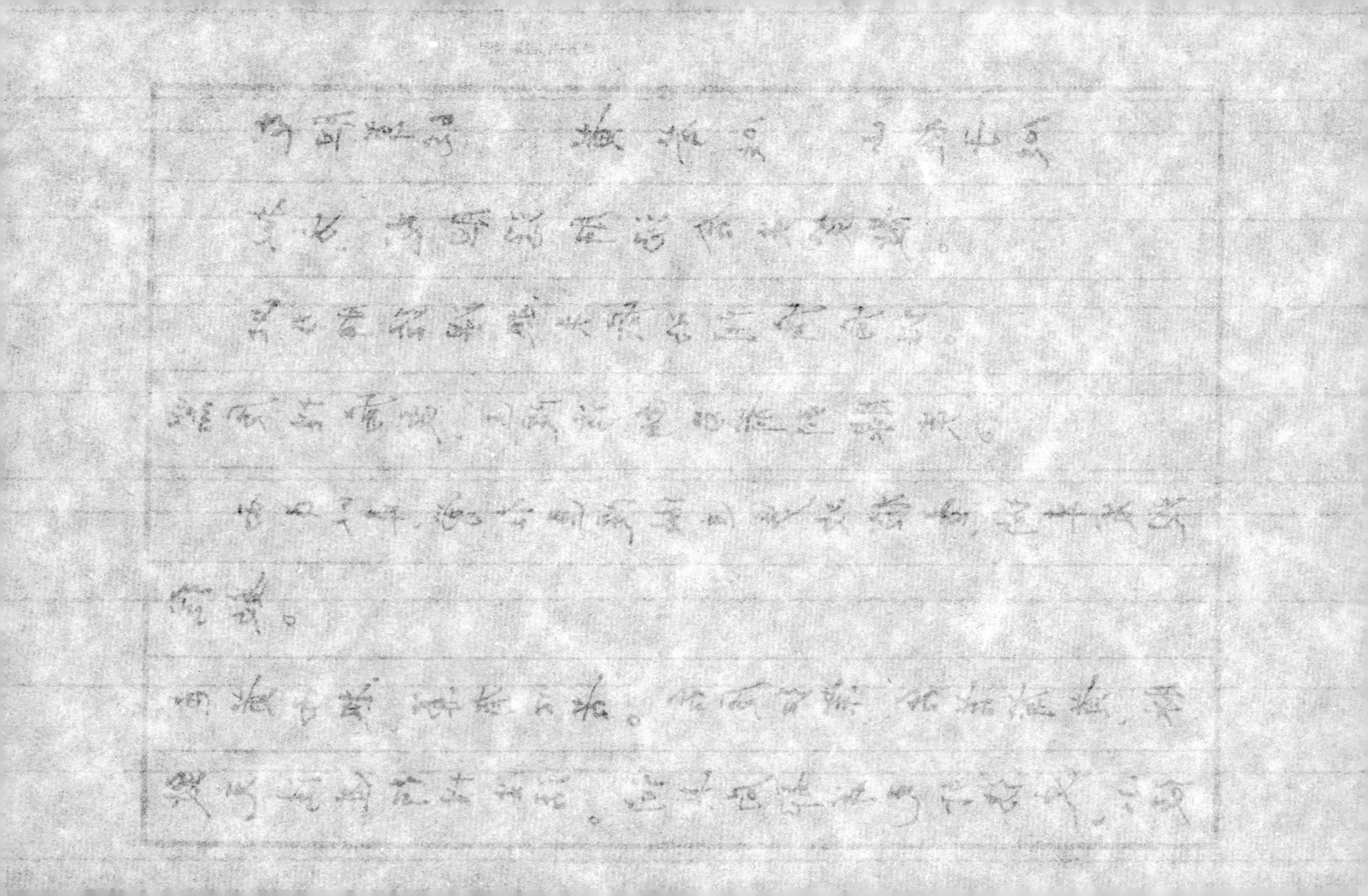

[illegible]

[illegible]

[illegible]

[illegible]

[illegible]

[illegible]

[illegible]

生地黄15克　当归5克　柴胡10克
泽泻15克　车前子15克　木通6克
生蒲黄10克　五灵脂10克　甘草10克
十五剂，水煎服。
二诊：二〇一六年五月八日。
病人诉服药后阴部疼痛明显减轻，其痛由持续性转为阵发性，与第一次发作时的情况相似，局部灼热胀痛的感觉亦明显减轻。舌脉如前。

再予原方加味治之。

龙胆草6克　黄芩10克　山栀子10克

生地黄15克　当归5克　柴胡10克

泽泻15克　车前子10克　木通6克

生蒲黄10克　五灵脂10克　甘草10克

琥珀6克，研细粉冲服，

十五剂，水煎服。

三诊：二〇一六年五月二十九日。

病人诉服药后阴部疼痛基本控制，本以为平安无事了，但近日行房事后阴部疼痛复作，局部仍感灼热、胀痛。其舌、脉如前。

再予前方加味治之。

龙胆草6克　黄芩10克　山栀子10克

生地15克　当归5克　柴胡10克

泽泻15克　车前子10克　木通6克

生蒲黄10克　五灵脂10克　黄柏10克

甘草10克　琥珀6克，研细粉冲服。

十五剂，水煎服。

四诊：二〇一六年六月二十六日。

病人诉阴部疼痛已经控止，余症皆平。

嘱禁一段时间的房事，并暂时禁酒、忌吃羊、牛、狗肉及辛辣食品。再予前方十五剂以巩固之。

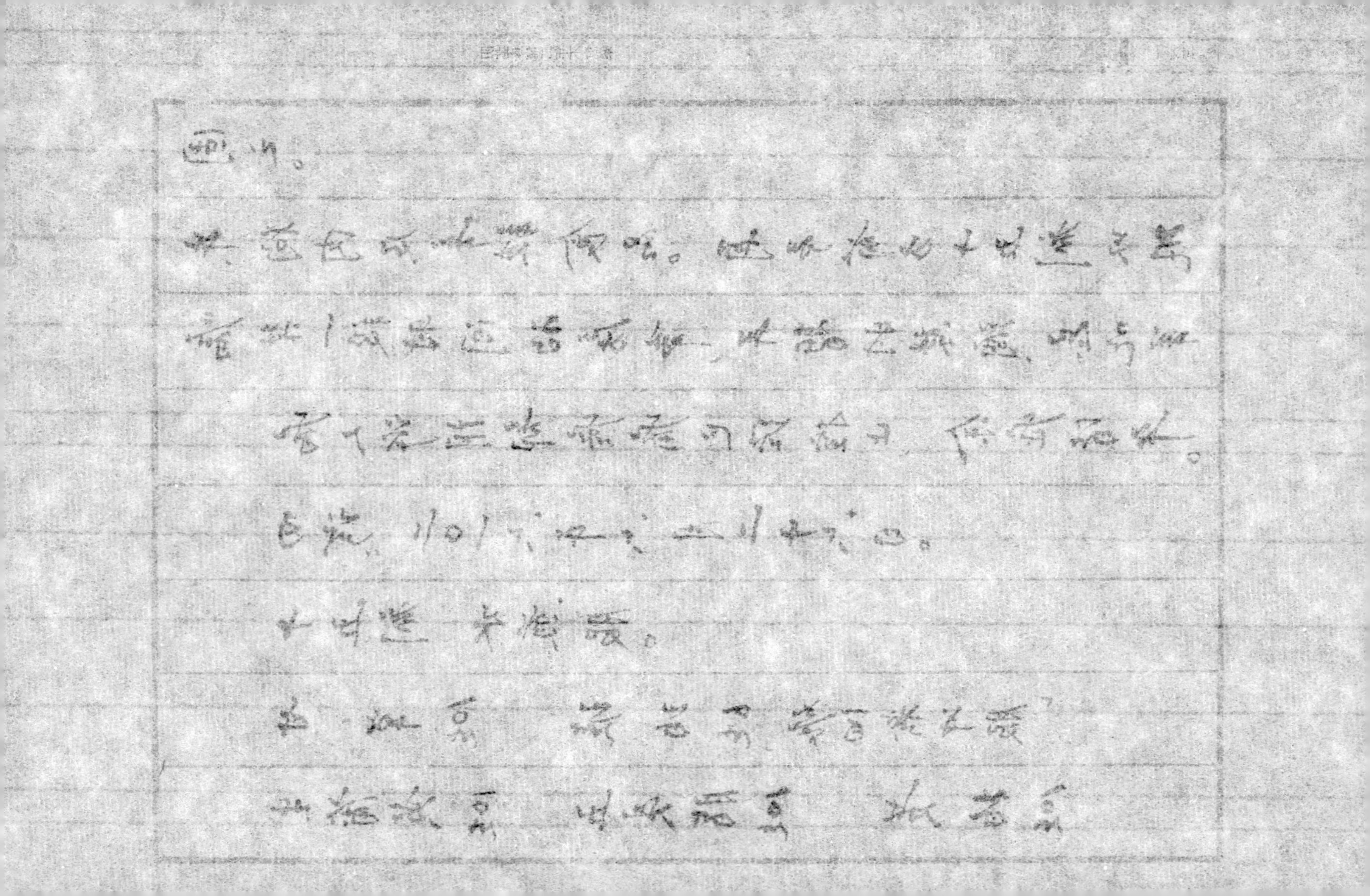

[illegible]

此后病人前来告知，每过半个月自服上方十五剂，连续三个月内服药四十余剂，其胃脘疼痛痊愈。

阴器痿弱案

杨某，男，二十七岁，湖南省怀化市人。

初诊：二〇一三年五月十二日。

病人诉新婚半个月，因性功能障碍，其妻离走。自知阴器痿弱，根本不能勃起，无法交女友。但家中祖上三代均是独子，家长并不知其阴痿，多次催促他相亲结婚，无奈之下，他再交女友，不久又以分手告终。家人再次催婚

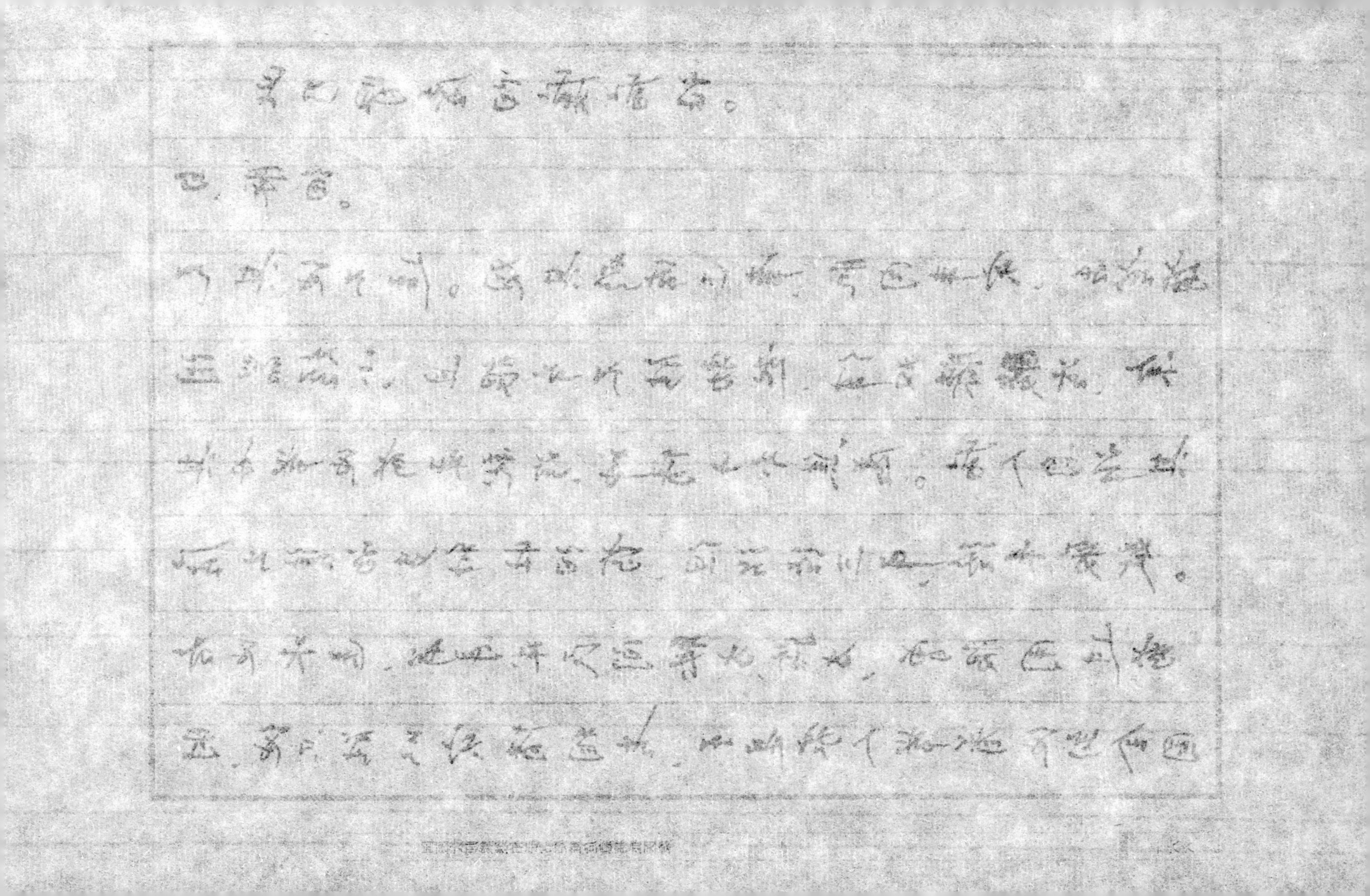

[illegible]

时，他只能以实情相告，于是家人带着他到全国各地求医，并寻求民间秘方、验方，曾服用过药店出售的多种壮阳药，但治疗三年，终未取效。其母带他前来就诊，神情十分焦虑。病人自诉其阴器短小，且根本不能勃起，伴双膝酸冷，余无其他不适。观其形体正常，肌肉丰实，舌苔薄白，脉细。

此乃肾虚阳痿病证。

拟方：赞育丹加减。

熟地黄15克　山茱萸10克　淮山15克

杜仲10克　当归10克　枸杞子10克

菟丝子15克　韭子10克　蛇床子10克

制黑附片6克　仙茅10克　巴戟天15克

肉苁蓉15克　小海龙15克　淫羊藿10克

三十剂，水煎服。

二诊：二〇一三年六月十七日。

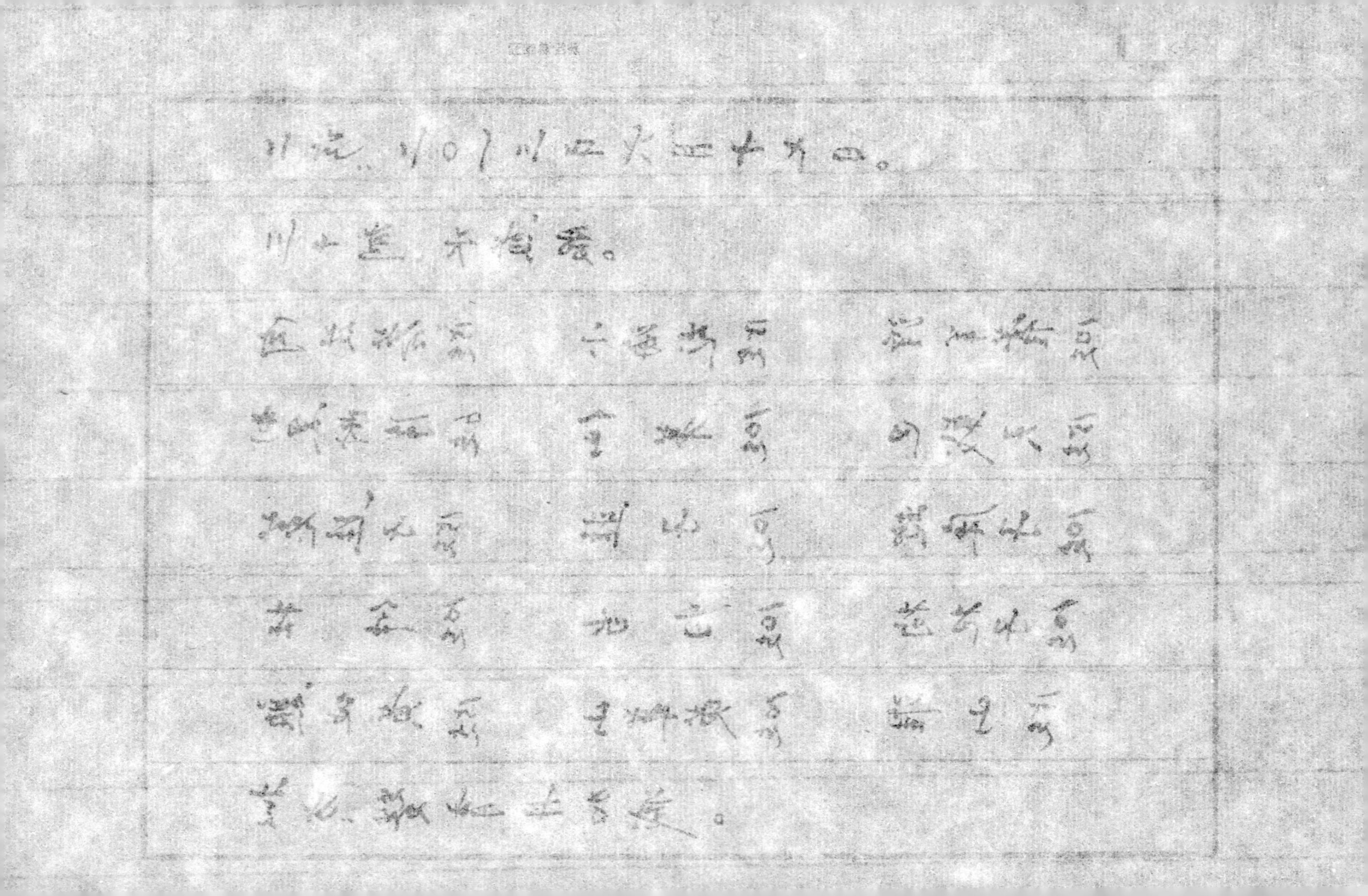

[illegible]

病人诉服完上方后，偶有晨勃现象，余无其他反应。其舌脉如前。

方药已经对证，仍以原方再进三十剂。

三诊：二〇一三年七月二十一日。

病人诉晨勃现象明显增多，自觉阴器略有增大。其舌脉亦如前。

改以原方加味做成丸药服用之。

鹿角胶100克　熟地黄30克　山茱萸30克

淮山药30克　杜仲30克　当归30克

枸杞子50克　菟丝子50克　韭子30克

蛇床子30克　制黑附片20克　仙茅50克

淫羊藿50克　巴戟天50克　肉苁蓉50克

小海马100克

上药合碾细粉，做成水丸，用温开水吞服，两个月服完。

四诊，二〇一三年十月六日。

病人诉服药后其阴器确有增大，已能勃起。其舌脉仍如前。

药已显效，当步前法，再以前方做丸料一剂，再服两个月。

二〇一五年春，病人的姐姐带着一袋喜糖到门诊部来报喜，说她弟弟的隐疾已被治愈，并且于二〇一四年春节期间结婚，于二〇一四年冬天生了一子，阖家大喜，并摆酒宴庆贺。

她作为全家人的代表专程前来报喜。

持续高热并发斑疹案

屈某，女，十九岁，湖南省永州市人。

初诊：二〇〇五年十二月四日。

病人持续发高热达四十余天，体温波动在40℃左右，在当地医院诊治未见明显效果，急转省级大医院救治。住院期间大量使用抗生素及对症退热药物，但其体温最多下降二至三十小时后，体温又复升高。病人住院已达三十余天，而高热持续不退，同时全身散发紫红色斑疹，大者成片成块，小者如粟粒状，不痛不痒。兼有鼻衄、头痛、口渴、心烦、自汗，小便黄赤。虽然其高热持续不退，但病人神志仍然清醒。舌苔黄，脉数大。

查其住院诊断结论为：白血病。

此属伏暑证的气血两燔证。

拟方：清瘟败毒饮加味。

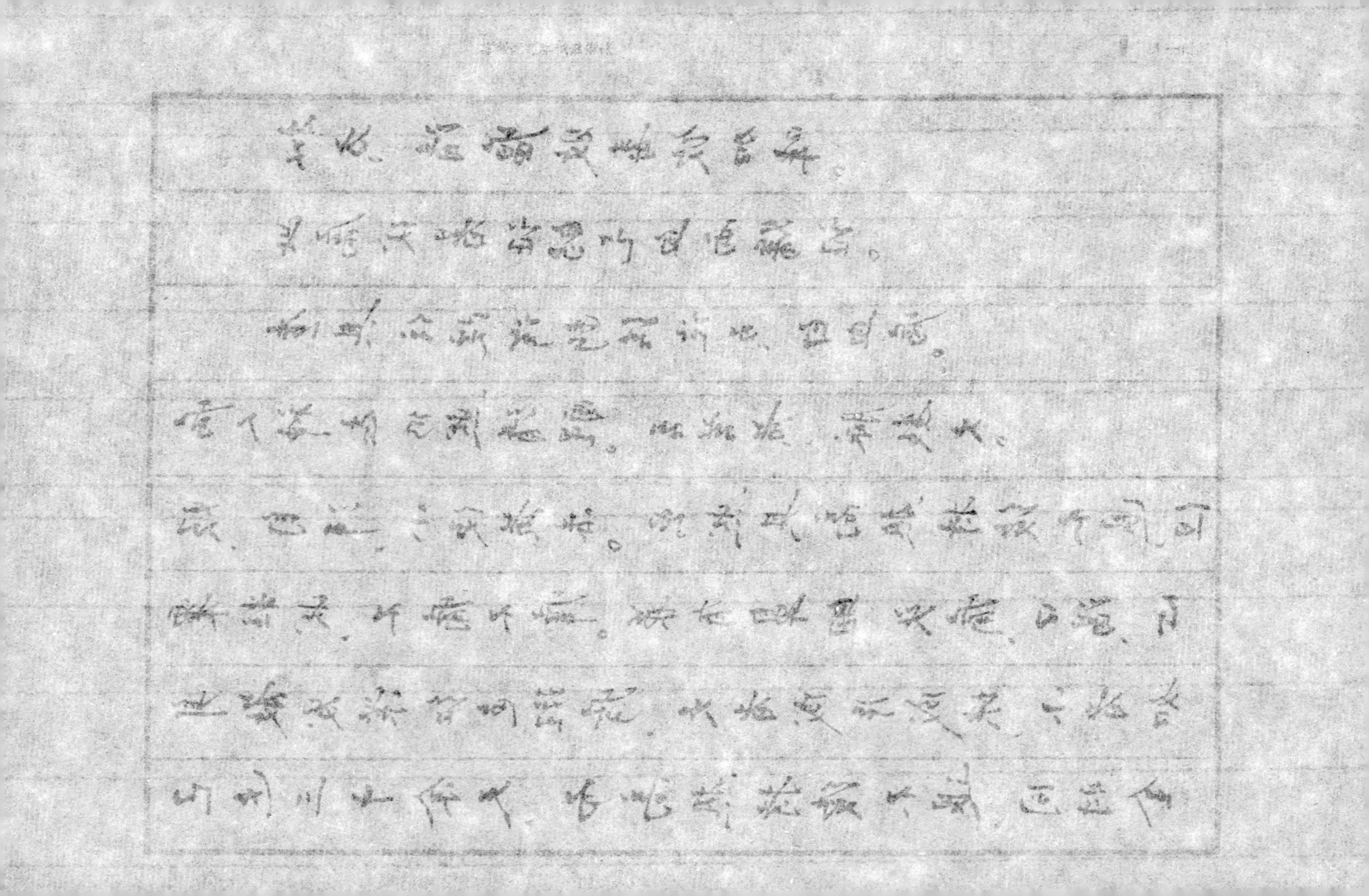

[illegible]

[illegible]

[illegible]

[illegible]
[illegible]
[illegible]
[illegible]
[illegible]

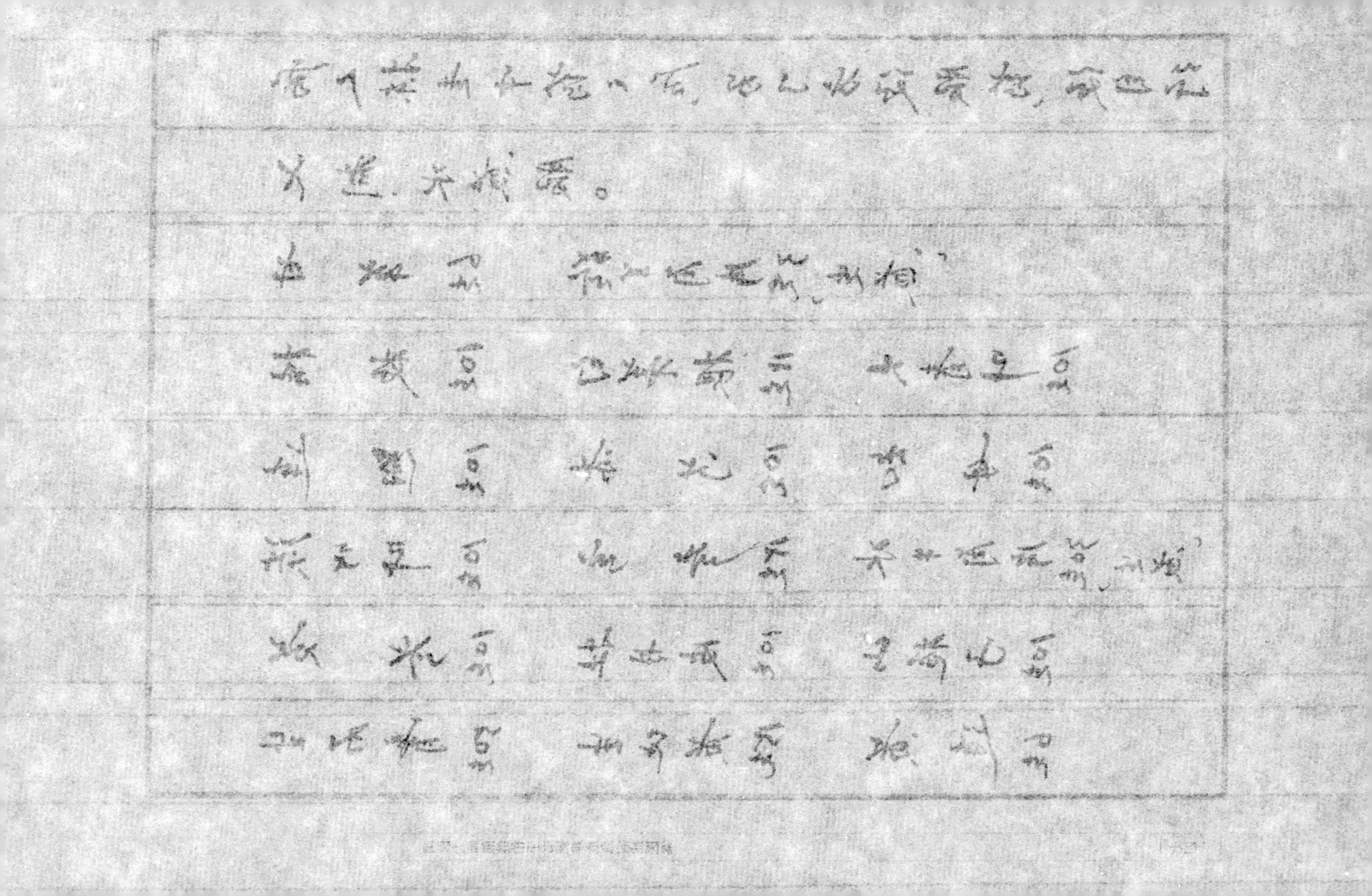

[illegible]，[illegible]，[illegible]

[illegible]。

[illegible]　[illegible]

[illegible]　[illegible]　[illegible]

[illegible]　[illegible]　[illegible]

[illegible]　[illegible]　[illegible]

[illegible]　[illegible]　[illegible]

[illegible]　[illegible]　[illegible]

生石膏50克　生地黄15克　黄连6克
黄芩10克　牡丹皮10克　山栀子10克
淡竹叶10克　玄参15克　水牛角片30克，先煎。
连翘10克　赤芍10克　知母10克
桔梗10克　白茅根15克　大青叶10克
甘草6克　羚羊角片3克，先煎。
七剂，水煎服。
病人拣走中药之后，为了方便服药，便自行

出院回家了。

二诊：二〇〇五年十二月十一日。

病人服药后高热已退，但仍身发低热，其低热夜甚昼轻，鼻衄已止，斑疹大减，头痛、口渴、自汗等症亦明显减轻，但四肢皮下尚有少量红紫色斑点。舌红苔黄，脉转细数。

改拟青蒿鳖甲汤加味治之。

青蒿10克　炙鳖甲30克　细生地15克

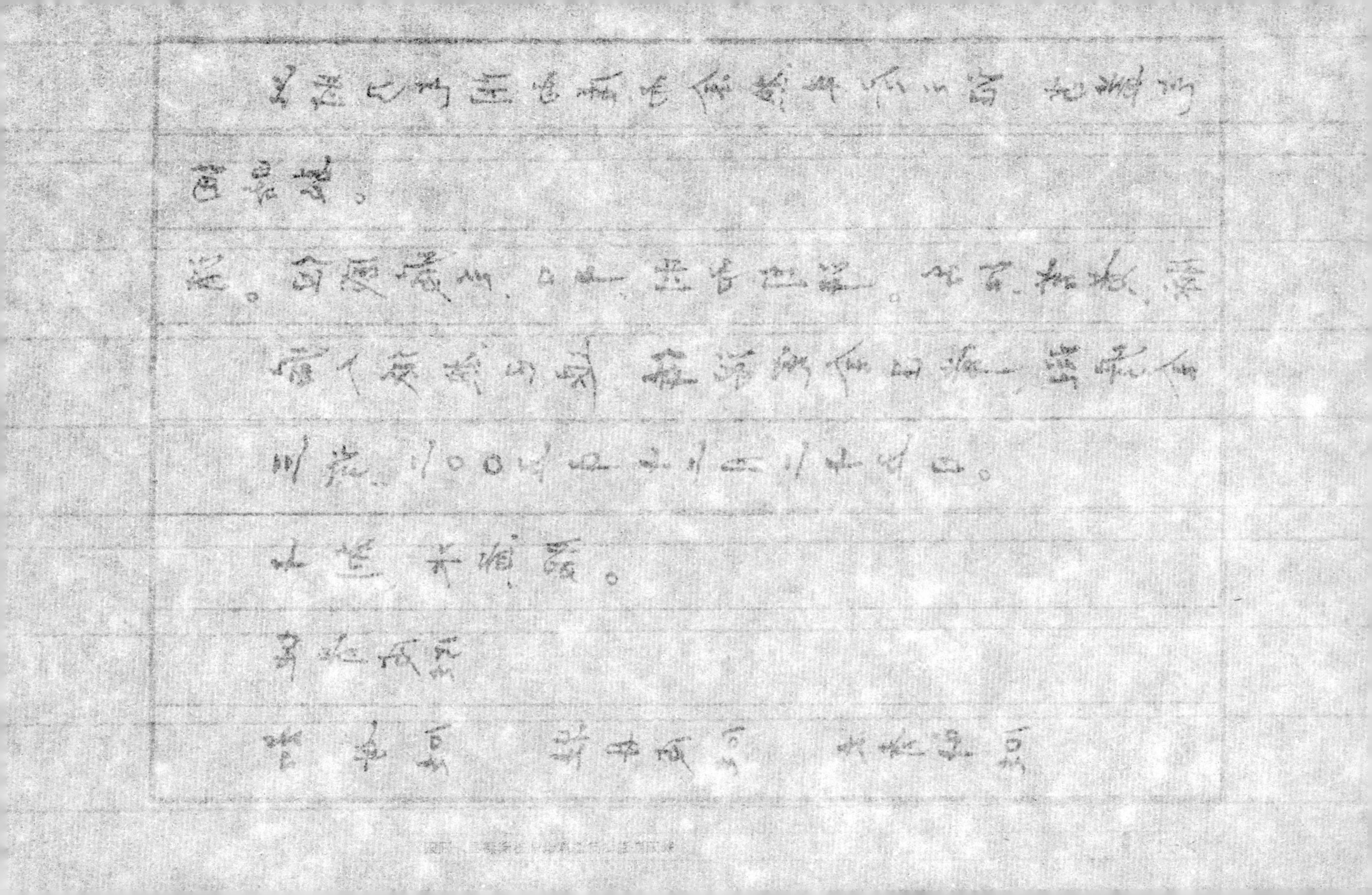

[illegible]

[illegible]。

[illegible]。[illegible]，[illegible]。[illegible]，

[illegible]

[illegible]。

[illegible]。

[illegible]

[illegible]　[illegible]　[illegible]

知母10克 牡丹皮10克 大青叶10克
地骨皮15克
十剂，水煎服。
三诊：二〇〇五年十二月二十五日。
病人低热已退，体温完全正常，斑疹全消。但感疲乏、口干、时而自汗。舌红、苔黄、脉细略数。
此时乃气阴两虚而余热未尽之证，当益气

养阴，并清除余热。

改枇竹叶石膏汤加减。

淡竹叶10克　生石膏15克　西洋参15克

麦冬20克　天花粉15克　甘草6克

十剂，水煎服。

十余日后，病家电话告知，病人已痊愈。

反复发热四年不愈案

谢某，女，五十八岁，湖南省慈利县人。

初诊：二〇一八年五月三十日。

病人持续反复发热四年余，诸治不愈。自诉在春夏之季发作频繁，三、五日之内必发作一次，发作后则十天半月热势不退，体温高达39℃。秋冬之季发作较缓，七至十日发作一次。每次发热之前都表现恶寒，并且一身肢节疼痛，兼见额头痛。伴口苦、自汗、精神疲乏。面色淡黄，舌苔黄腻，脉弦细数。

病人先后在县级、省级医院住院七次，医院诊断结论是：结缔组织病可能性大，风湿热？

此乃湿热痹病兼阳明头痛的发热病证。

拟方：宣痹汤合葛根芩连汤。

薏苡仁15克　汉防己8克　杏仁10克

滑石15克　连翘15克　山栀子8克

法半夏10克　晚蚕砂10克　赤小豆15克
片姜黄10克　海桐皮10克　葛根20克
黄芩10克　防风10克　羌活10克
甘草6克
十五剂，水煎服。

二诊：二〇一八年六月十五日。

病人服药后发热大减，额头痛亦止，但一身肢节仍然疼痛，时发低热。其舌脉如前。

药已取效，当进一步清除湿热，改拟宣痹汤合四妙散治之。

薏苡仁15克　汉防己8克　杏仁10克

滑石15克　连翘15克　山栀子8克

法半夏10克　晚蚕砂10克　赤小豆10克

片姜黄10克　海桐皮10克　苍术6克

黄柏10克　川牛膝15克

二十剂，水煎服。

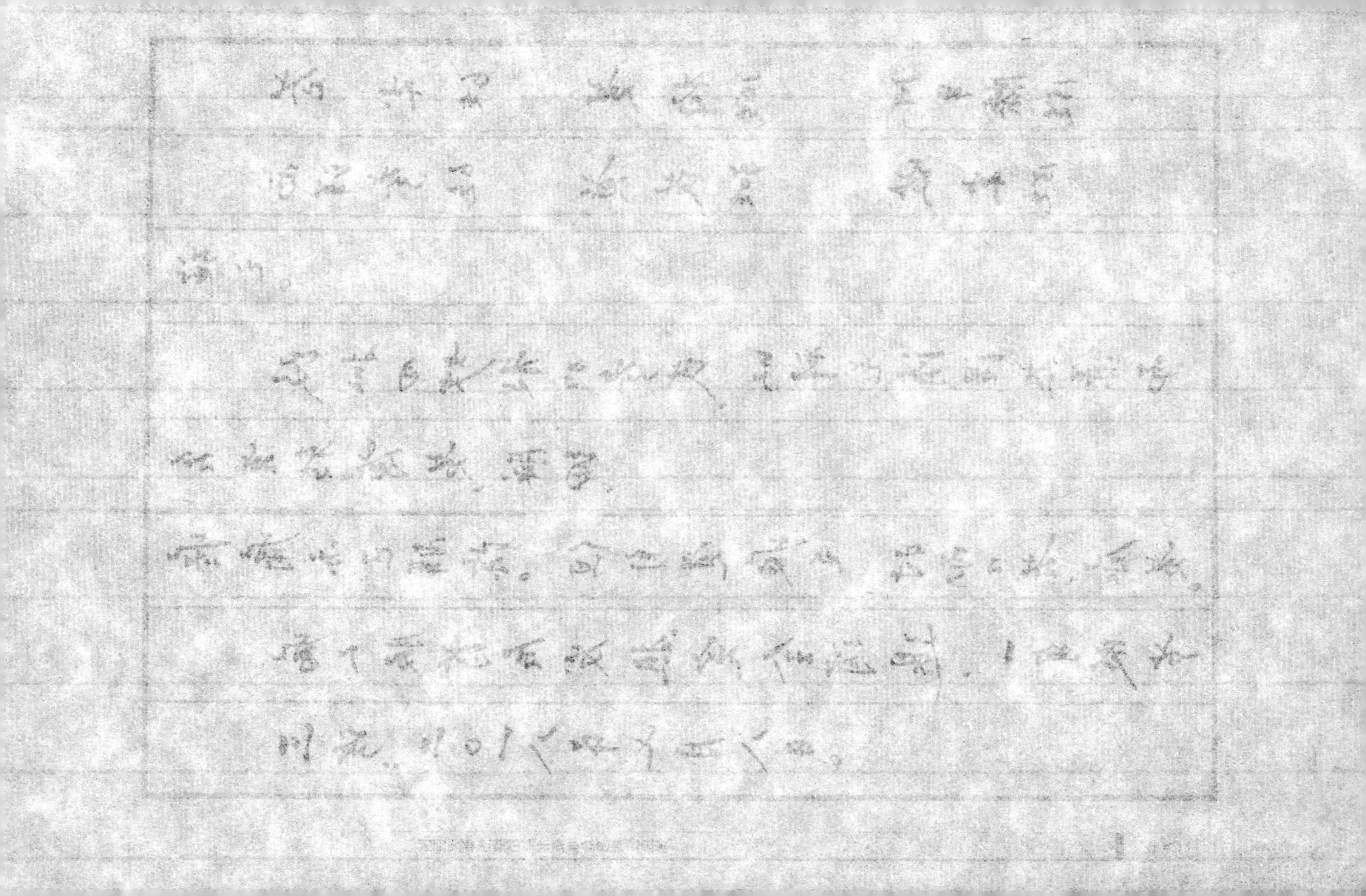

[illegible]

三诊：二〇一八年七月八日。

病人服药后发热完全消退，一身肢节疼痛亦已解除。但自觉疲乏，时而口苦，尿黄。舌苔转薄黄，脉细。

改拟四妙散加参芪，以补气清湿热兼而施之。

西洋参6克　黄芪30克　苡米15克

苍术6克　黄柏10克　川牛膝15克

二十剂，水煎服。其病痊愈。

《温病条辨》云：“湿聚热蒸，蕴于经络，寒战热炽，骨骱烦疼，舌色灰滞，面目萎黄，病名湿痹，宣痹汤主之”。本案即其验也。

低热恶寒三个月不愈案

周某，女，五十七岁，湖南省益阳市人。

初诊：二〇〇六年七月二日。

病人诉从二〇〇六年四月下旬开始发病，身发低热，体温一般在38℃以下，最高达到38℃，同时伴见恶寒、自汗，病已三个多月，诸治不愈。曾三次住院，诊断不明，医院作出的最终结论是：不明原因低热。

询问病人的病情，除发低热外，伴有明显的畏冷、自汗、口苦，甚至后枕部头痛以及两侧头痛，头痛尹重时伴有呕逆等症状。舌苔薄白，脉弦。

此病太阳、少阳并病。

拟方：柴胡桂枝汤。

柴胡15克　党参10克　黄芩10克

法半夏10克　桂枝10克　白芍10克

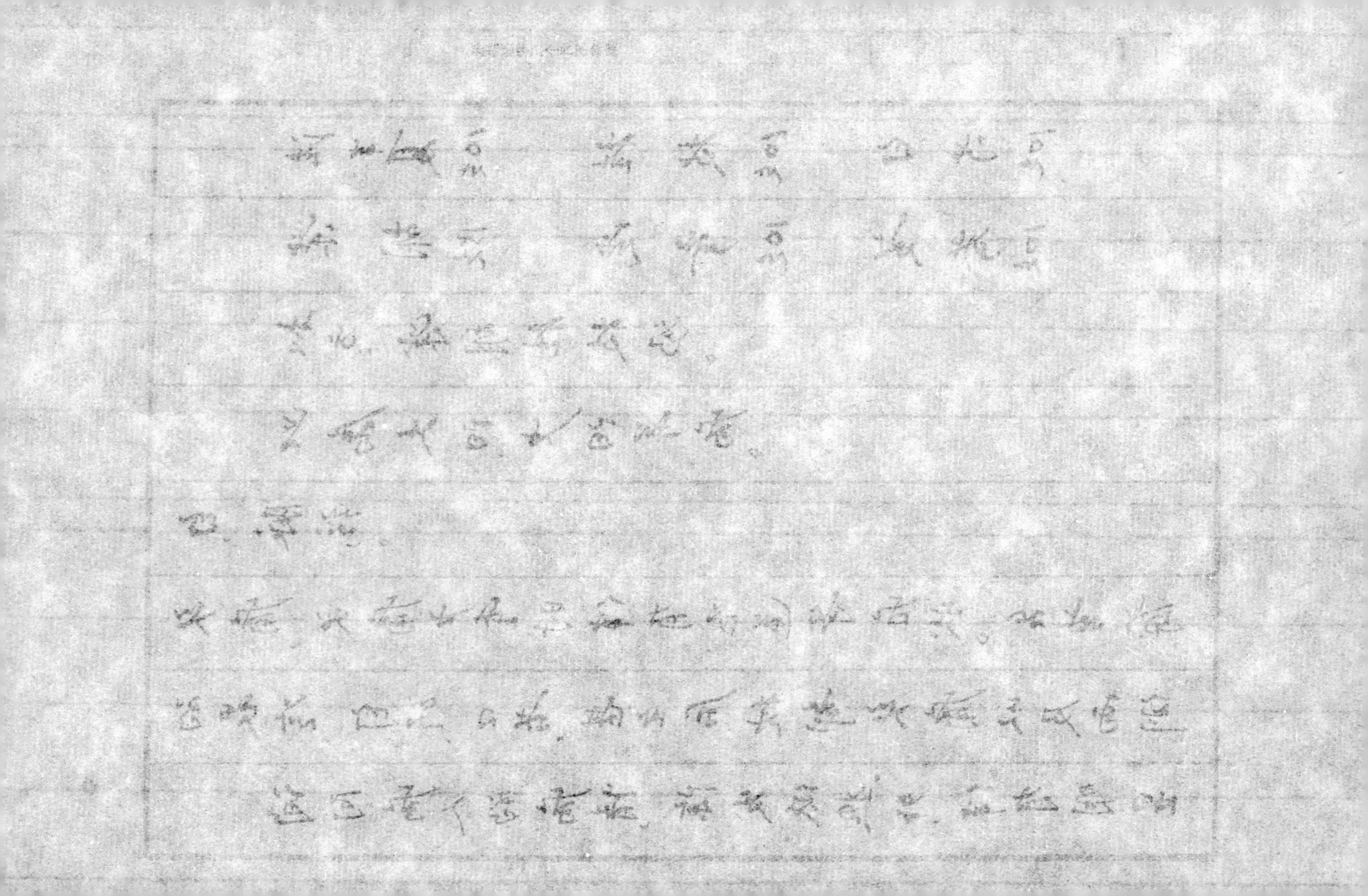

[illegible]

甘草6克　大枣6克　生姜3片

十剂，水煎服。

二诊：二〇〇六年七月十六日。

病人服药后低热已退，恶寒已止，头痛及呕逆等症状均有不同程度减轻。其舌脉如前。服数明显，着原方再进十剂。痊愈。

本案病人既有发热恶寒、头项疼痛等太阳经的表证，又有往来寒热、口苦、呕逆等少阳经的经证，此即"伤寒论"所谓之"太少并病"，故取柴胡桂枝汤治之，方证合拍，取效必然。

恶热自汗、冬季亦身着单衣而摇扇案

刘某，女，五十六岁，湖南省长沙市人。

初诊：二〇一八年十一月二十九日。

病人自诉一阵阵身发潮热，自汗，发病十年来，几乎天天如此。在天气寒冷的冬季也只能穿单衣，特别恶热，并且还需要拿扇子扇风。冬天如此，夏天则需要用冷水浴身以求缓解。虽一直自觉恶热，但测体温均正常，并逐渐出现心慌、心烦、手足心热，大便干燥，但是口干而不甚渴，不欲饮冷。

就诊时已开始进入冬季，我已经身着棉衣，随诊的学生们都穿上了羊毛衣，而病人却身着单衣，手持纸扇，头部冒汗。外面待诊的病人及病人家属们都很觉得奇怪，大家惊叹！其舌红苔少，脉细略数。

此乃真阴亏损，虚阳外越之烦热病证。

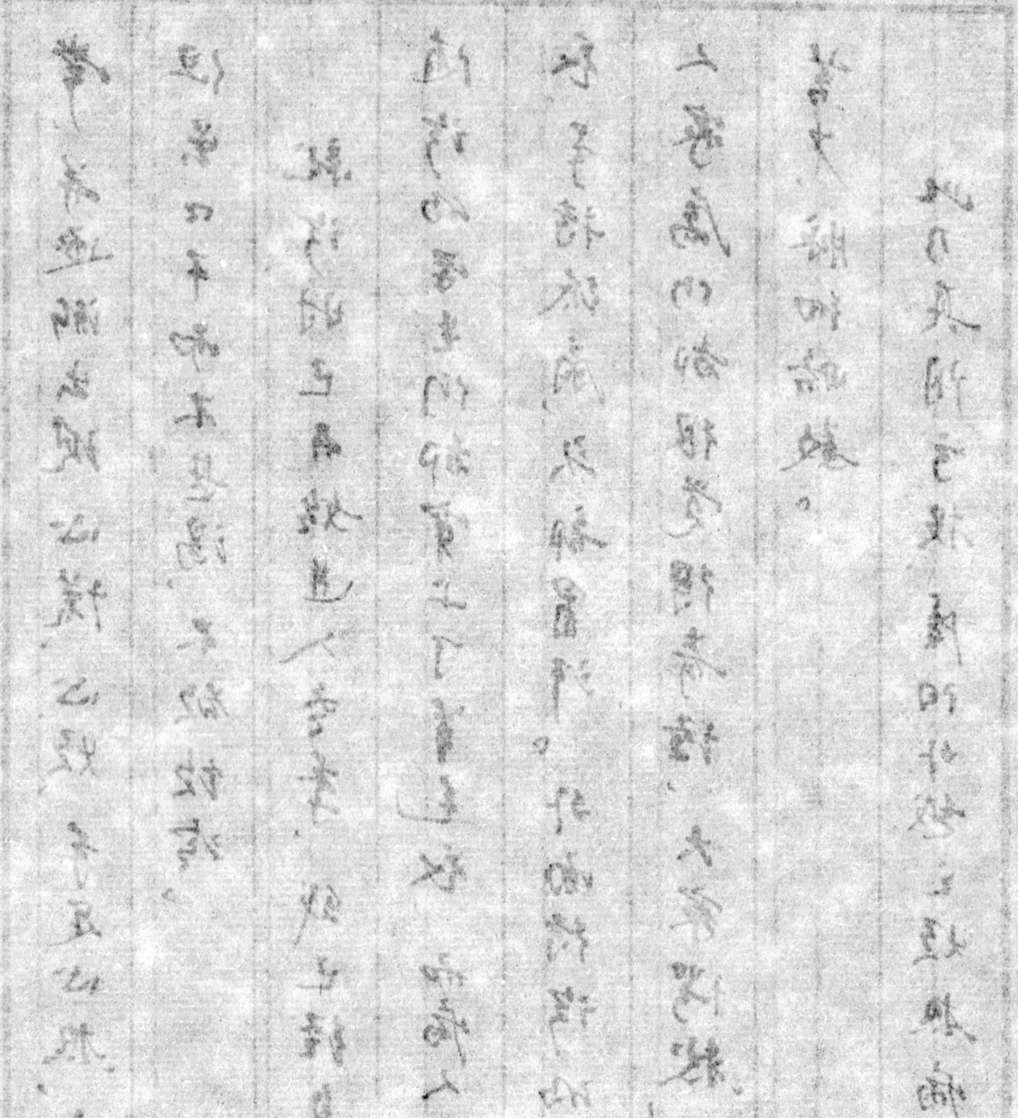

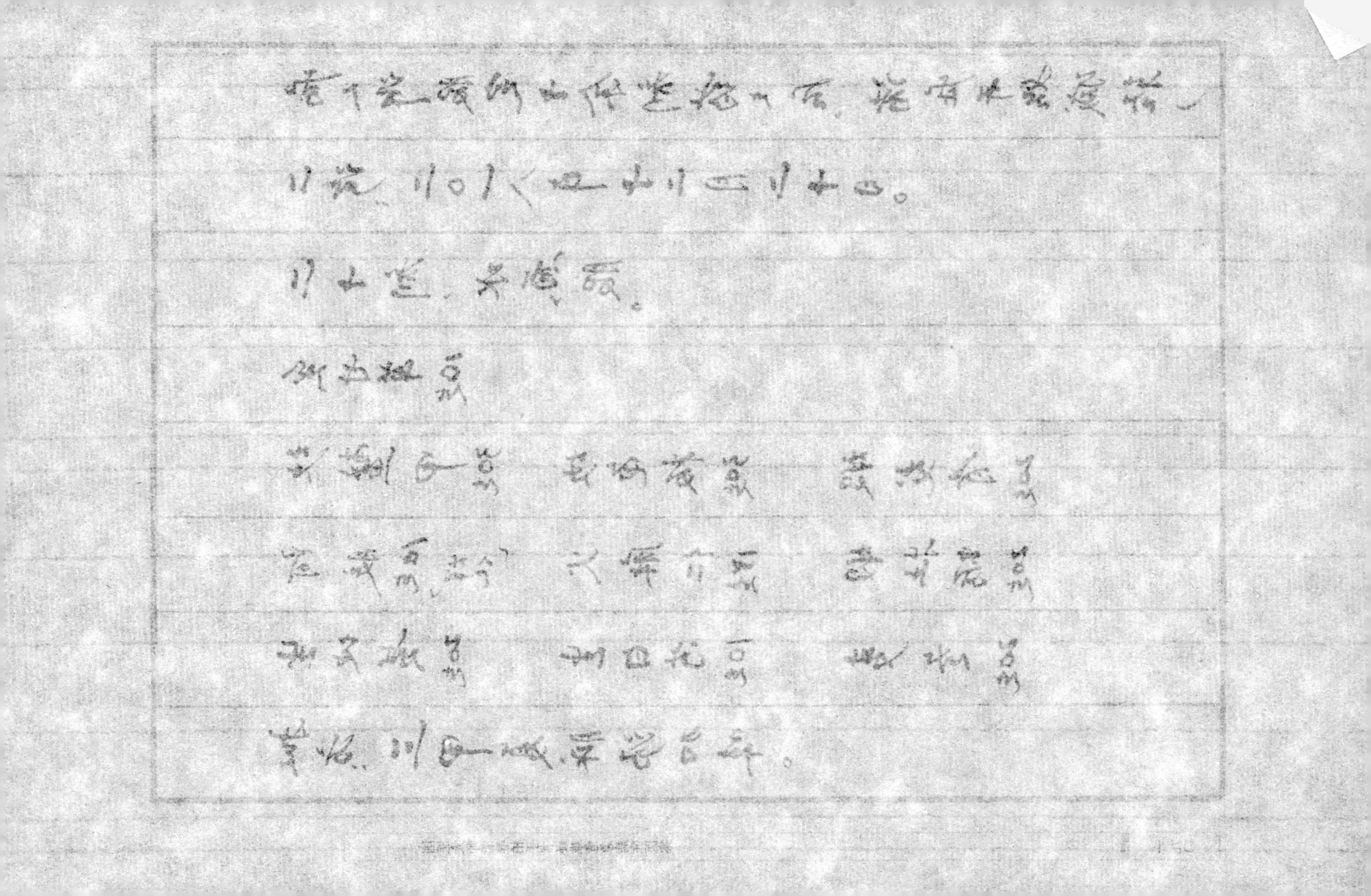

[illegible]

[illegible]

[illegible]

[illegible]

[illegible]　[illegible]　[illegible]

[illegible]　[illegible]　[illegible]

[illegible]　[illegible]　[illegible]

[illegible]

拟方：三甲复脉汤加味。

生地黄20克　生白芍10克　麦冬20克

阿胶10克（烊化）　火麻仁15克　煅牡蛎20克

炒鳖甲30克　炒龟板30克　煅龙骨20克

炙甘草10克

二十剂，水煎服。

二诊：二〇一八年十二月二十日。

病人诉服完十余剂药之后，诸症开始减轻，

其潮热、自汗明显减少。现手中之折扇已经丢掉，并已能感觉到天气冷了，身上竟然穿上了毛线衣、外穿一外套。但近日自觉口鼻干燥，而且时有鼻衄。舌上已有薄黄苔，脉细。

再以三甲复脉汤加味治之。

生地黄20克　麦冬20克　生白芍10克

阿胶10克（烊化）　火麻仁15克　煅牡蛎20克

炒鳖甲30克　炒龟板30克　炙甘草10克

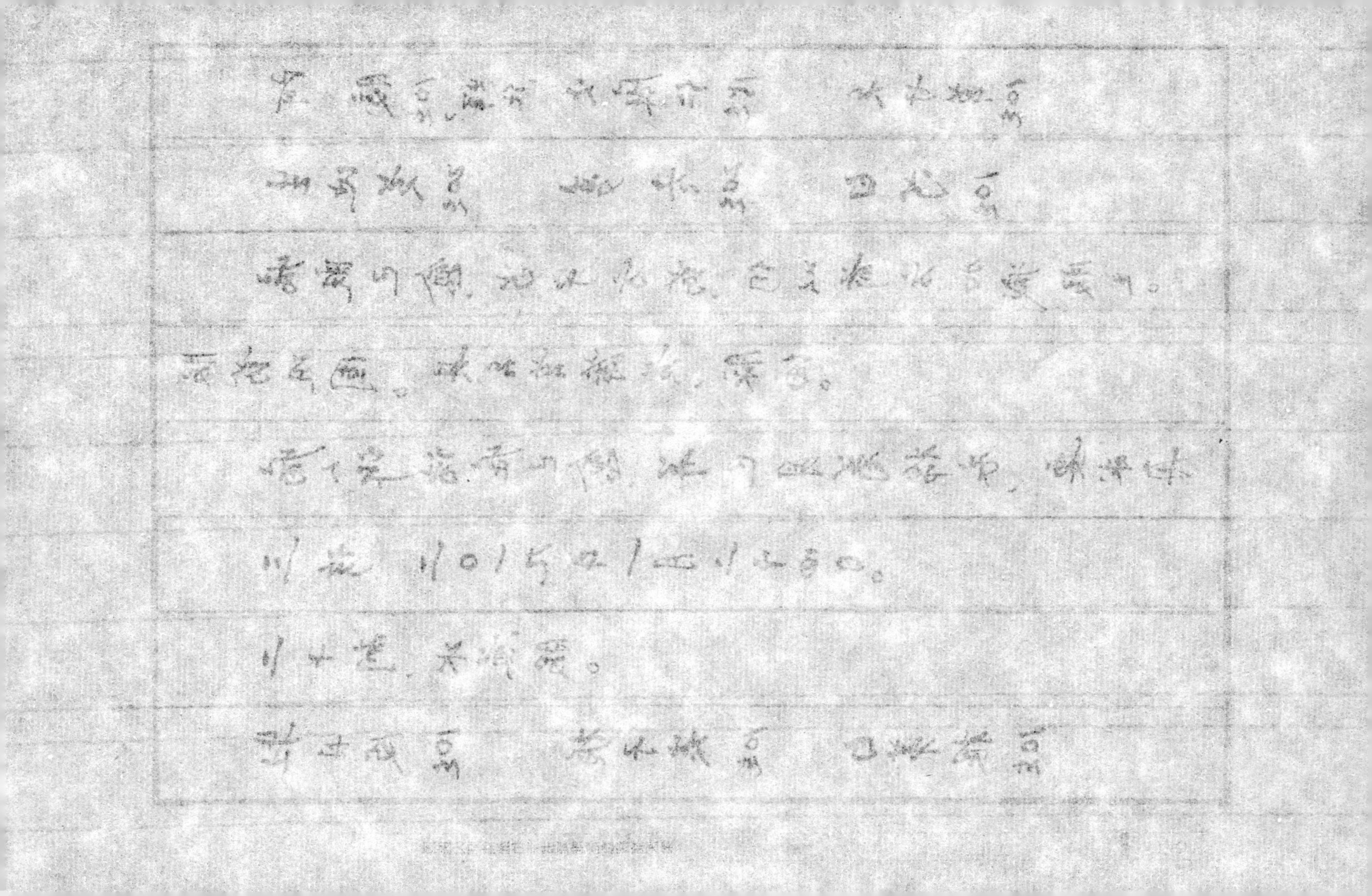

牡丹皮10克 栀子炭10克 白茅根10克

二十剂，水煎服。

三诊：二〇一九年一月二十四日。

病人诉诸症已愈，并已身着棉衣，要求再服药巩固。其舌苔薄黄，脉细。病既已愈，当守方药，仍以前方加减服之。

生地黄20克 麦冬20克 白芍10克

阿胶10克（烊化） 火麻仁15克 炙甘草10克

炙龟板30g　炙鳖甲30g　生牡蛎20g

牡丹皮10g　白茅根10g

十五剂，水煎服。

《内经》云："诸寒之而热者取之阴"，唐代王冰注曰："壮水之主，以制阳光"，本案即其验也。

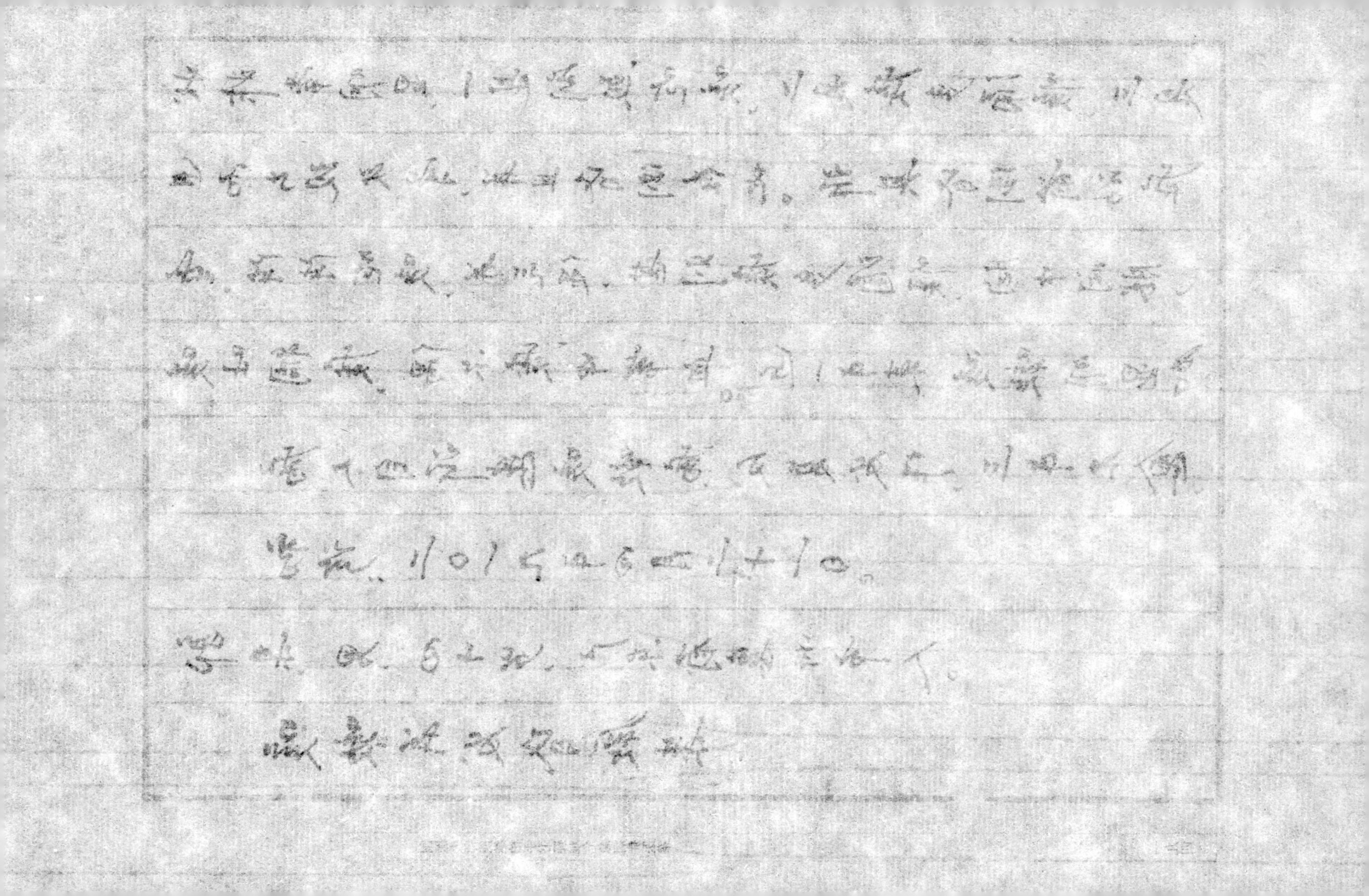

[illegible]

[illegible]

[illegible]

[illegible]

[illegible]

[illegible]

[illegible]

[illegible]

咳嗽并发昏厥案

郭某，男，四十岁，广东省惠州市人。

初诊：二〇一九年四月二十一日。

病人自诉患咳嗽病，反复发作，三年不愈，咳吐稠痰，偶尔痰中带血。近一年来，咳嗽明显加重，阵阵呛咳，并气促，甚则痰多涌喉，胸中闷胀，进而出现头晕，并且昏倒在地。诉其昏倒前的症状非常明显，一是剧烈呛咳，二是痰多涌喉，三是胸中闷胀，四是呼吸急促，进而头晕并昏倒。每次昏倒一至二分钟后苏醒，半年内约已昏倒三十余次。此外，还同时伴有口苦、鼻衄、咽中痛等症。病人家属代诉病人在咳嗽气急时就会出现昏倒，而昏倒时口中吐涎沫，喉中有痰鸣声，面部发潮红，头部冒汗，四肢冰凉。询问病人在昏倒时并无明显的抽搐及肢体僵硬等症状。曾经在医院住院三次，检查头部CT和磁共振、脑血流图、脑电

图等均未见明显异常。诊断结论为：癫痫可能性大，支气管哮喘并支气管扩张。其舌苔黄腻，脉滑数。

此乃痰热咳嗽并发痰厥证。

拟方：桑贝小陷胸汤合黛蛤散加味。

桑白皮15克　浙贝母30克　黄连5克

法半夏10克　炒瓜蒌皮6克　青黛粉8克，纱布包煎

海蛤粉15克　石菖蒲20克　天麻15克

二十剂，水煎服。

二诊：二〇一九年五月十二日。

病人自诉服药后咳嗽、胸闷显减，喉中痰涎减少，近段时间已未见气促现象，特别是从服第十五剂药之后，昏厥未再发作。舌脉如前。

药已取效，仍拟前方再进二十剂。

三诊：二〇一九年六月二日。

病人告知其咳嗽胸闷大减，喉中痰涎进

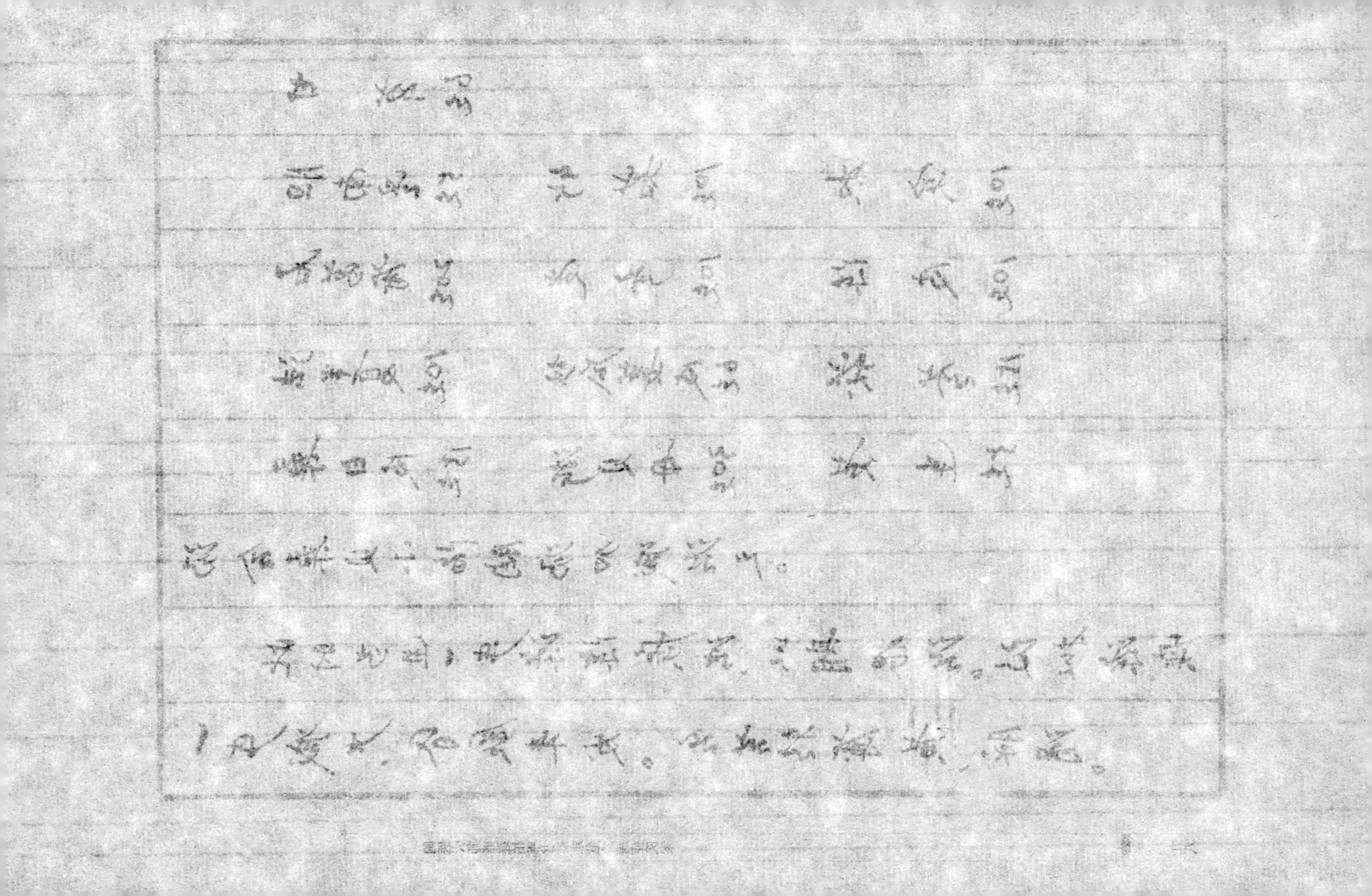

[illegible]

[illegible] [illegible] [illegible]

[illegible] [illegible] [illegible]

[illegible] [illegible] [illegible]

[illegible] [illegible] [illegible]

[illegible]。

[illegible]。[illegible]

[illegible]。[illegible]。

一步减少，昏厥未发。舌苔转薄黄，脉滑。此时当进一步涤除痰浊，以期根治。改拟涤痰汤合桑贝小陷胸汤加减治之。

桑白皮15克　浙贝母30克　黄连5克

法半夏10克　炒瓜蒌皮6克　茯苓15克

石菖蒲20克　党参10克　陈皮10克

胆南星5克　竹茹10克　枳实10克

甘草6克

二十剂，水煎服。

四诊：二〇一九年六月二十三日。

病人诉诸症皆平，昏厥已完全控止。其舌苔薄黄，脉滑。

再以前方涤痰汤合桑贝小陷胸汤加减，嘱进二十剂，以善其后。

本案病人每次昏厥都由剧烈咳嗽而引发，咳嗽在前，昏厥在后，且明显多痰。因为病人昏

倒时并无抽搐及肢体僵硬等症，且醒后其四肢活动及语言均未见明显异常，因此判断其病不是癫痫，更不是中风，而是痰厥证。可见临床辨证，何其要也！

冷浴后突发昏厥案

彭某，男，四十三岁，湖南省长沙市人。

初诊：一九九一年五月二十四日。

病人的职业是货车司机，常常夜行昼息，开长途车，非常辛苦。于今年二月在开车的途中，在一家酒店休息洗澡，恰恰酒店当时没有热水，只有冷水，而天气较冷，又因劳累，冷浴后便觉头晕、胸闷。同行的伙伴出主

意去买藿香正气水，可是话还没说完，他却昏倒在地。其随来的同事描述，病人倒地后口中吐涎沫，手足冰冷。几个人搀扶之际掐其人中穴，三分钟以后病人苏醒。病人苏醒后自觉胸闷不舒，遂去当地医院检查，并没有发现任何异常情况。第二天竟照样开车，状如常人。由于病人既往有冷浴习惯，在三月份再冷浴了两次，却又两次昏倒。四月份又冷浴两次，竟然又昏倒两次。每次发病情况与之前相似。此后再不敢冷浴，害怕昏倒，并因此而不敢开车。到了五月份，天气开始变暖，病人又再次尝试冷浴，结果再次昏倒。一次次证实其昏倒与冷浴直接相关，又再次去医院检查，依然未发现异常。病人重复诉述每次昏倒前后均感胸闷，而苏醒后仅觉疲乏，余无他症，平时生活起居亦如常

人。察其舌苔白厚腻，脉细而滑。

此乃痰厥证也。

拟方：涤痰汤加味。

茯苓30克　党参10克　法半夏10克

陈皮10克　胆南星5克　竹茹10克

石菖蒲20克　枳实10克　桂枝10克

甘草6克　生姜3片

十五剂，水煎服。

二诊：一九九一年六月十二日。

病人诉胸闷明显减少，服药以来，未再发昏倒，但仍不敢冷浴，并且自觉时有畏冷感。其舌苔仍然白厚腻，脉细而滑。

再拟涤痰汤合枳实薤白桂枝汤治之。

茯苓30克　党参10克　法半夏10克

陈皮10克　胆南星5克　竹茹10克

石菖蒲20克　枳实10克　薤白10克

桂枝10克　炒瓜蒌皮6克　厚朴10克

甘草6克　生姜3片

二十剂，水煎服。

三诊：一九九一年七月三日。

病人昏厥未再发作，胸闷已除，自觉病情好转，便再试冷浴，近已冷浴三次，再未发生昏厥。之前因为病情不敢开夜车，现在准备再服一段药之后，继续去开夜车。其舌苔转为薄白腻，脉细而滑。

着前方涤痰汤合枳实薤白桂枝汤再进三十剂，其病痊愈。

“金匮要略”指出胸痹之病机为“阳微阴弦”，而本案之痰厥，恰如是也。

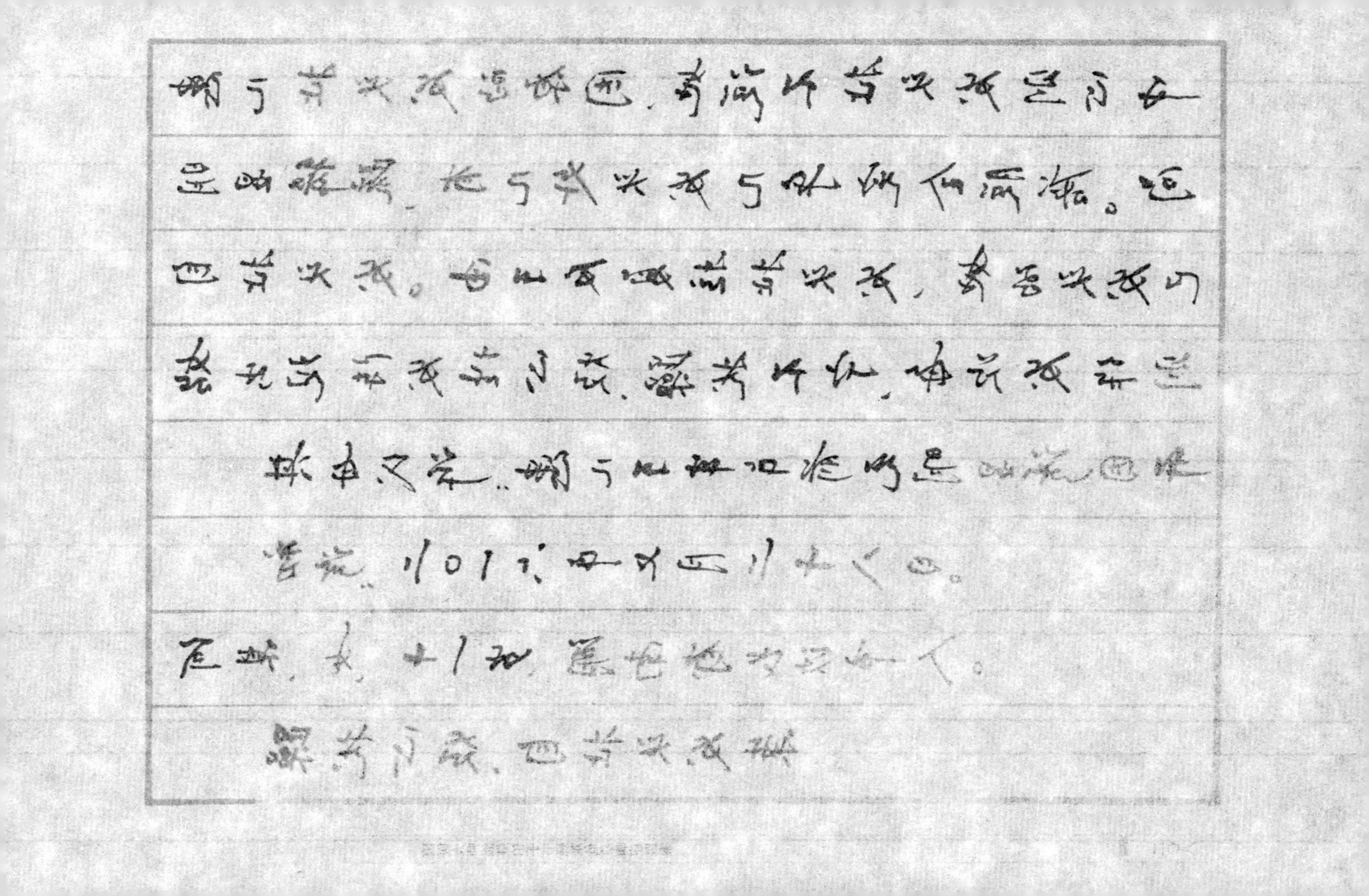

[illegible]

[illegible]

[illegible]

[illegible]

[illegible]

[illegible]

[illegible]

[illegible]

躁扰心烦、自扯头发案

何某，女，十一岁，湖南省长沙市人。

初诊：二〇一六年七月二十八日。

其母代诉：患儿于半年前无明显诱因开始出现阵发性心烦、躁扰不宁，每次发作则自扯头发。由于反复拉扯头发，她的头发已明显稀疏，有几处头发几乎完全脱落。问患儿扯头发的原因，她说不扯头发则心中非常难受，心烦无处发泄。问她扯头发时难道不疼吗？她说不太疼，比心中难受要好得多，而且扯了头发之后，心烦就可以得到缓解。询问其头皮不痛不痒，头部并没有不舒服的症状。询其兼症：患儿夜寐不安，时有鼻衄。其母告知：孩子脾气大，经常无故发怒。曾几次到医院诊治，结论是自闭证。望其面色发青，舌苔薄黄，脉弦略数。

[illegible]

二诊：二〇一六年八月十八日。

二十岁，术后随访。

生黄芪 [illegible]

[illegible]

[illegible]

[illegible]

[illegible]

[illegible]

此乃肝郁化火的郁证。

拟方：丹栀逍遥散加味。

牡丹皮10克　山栀子10克　柴胡10克

白芍10克　当归6克　炒白术10克

茯神15克　龙胆草5克　白茅根15克

甘草6克

二十剂，水煎服。

二诊：二〇一六年八月十八日。

患儿服药后，心烦、躁扰明显减轻，扯头发的次数明显减少，鼻衄已止，但仍夜寐欠安。

舌苔薄黄，脉弦。

续用原方加减再进。

牡丹皮10克　山栀子10克　柴胡10克

白芍10克　当归6克　炒白术10克

茯神15克　炒枣仁30克　龙齿30克

甘草6克

二十剂，水煎服。

三诊：二〇一六年九月八日。

患儿服药后诸症平息，已不再自抓头发，睡眠明显改善，性情明显好转。舌苔黄，脉弦而细。

改用丹栀逍遥散加枣仁，再合甘麦大枣汤治之。

牡丹皮10克 山栀子10克 柴胡10克

白芍10克　当归6克　炒白术10克

茯神15克　炒枣仁30克　甘草10克

大枣10克　炒浮小麦30克

二十剂，水煎服。其病痊愈。

"内经"云："肝气虚则恐，实则怒"；又云："怒则气逆"。由此可知，躁扰不宁，多属肝热病也。

癫狂案

张某，女，三十四岁，辽宁省沈阳市人。

初诊：二〇一八年五月十日。

病人的母亲代诉：病人开始发病时表现焦虑、恐惧，进而出现阵阵烦躁不安，时而悲伤哭泣，逐渐发展为时而打人骂人。病已一年，曾到数家精神病医院就诊，并一直服用奥氮平等镇静药物，疗效不显，且诸症越来越少寐。兼见喉中多痰，大便秘结，夜不入寐。

舌红苔薄黄腻，脉滑而数。

此乃痰火扰神之躁狂病证。

拟方：大黄黄芩涤痰汤。

石菖蒲30克　炙远志10克　陈皮10克

法半夏10克　茯神15克　枳实10克

胆南星5克　大黄3克　黄芩10克

甘草6克　竹茹10克

三十剂，水煎服。

二诊：二〇一八年七月十一日。

病人服药后诸症减轻，情绪转佳，仅偶有烦躁不安，偶有哭泣。由于其症状明显减轻，其家人皆喜出望外。现其舌红苔薄黄，脉滑。改拟黄芩涤痰汤合甘麦大枣汤治之。

石菖蒲30克　炙远志10克　陈皮10克

法半夏10克　茯神15克　枳实10克

竹茹10克　胆南星5克　黄芩10克
甘草10克　大枣10克　炒浮小麦30克
三十剂，水煎服。
三诊：二〇一八年九月六日。
病人服药两个月后，精神已基本正常，情绪稳定，再无躁扰不安及打人骂人状况。但病人自诉偶有心慌，口苦，喉中多痰等症状。舌苔黄，脉细滑。

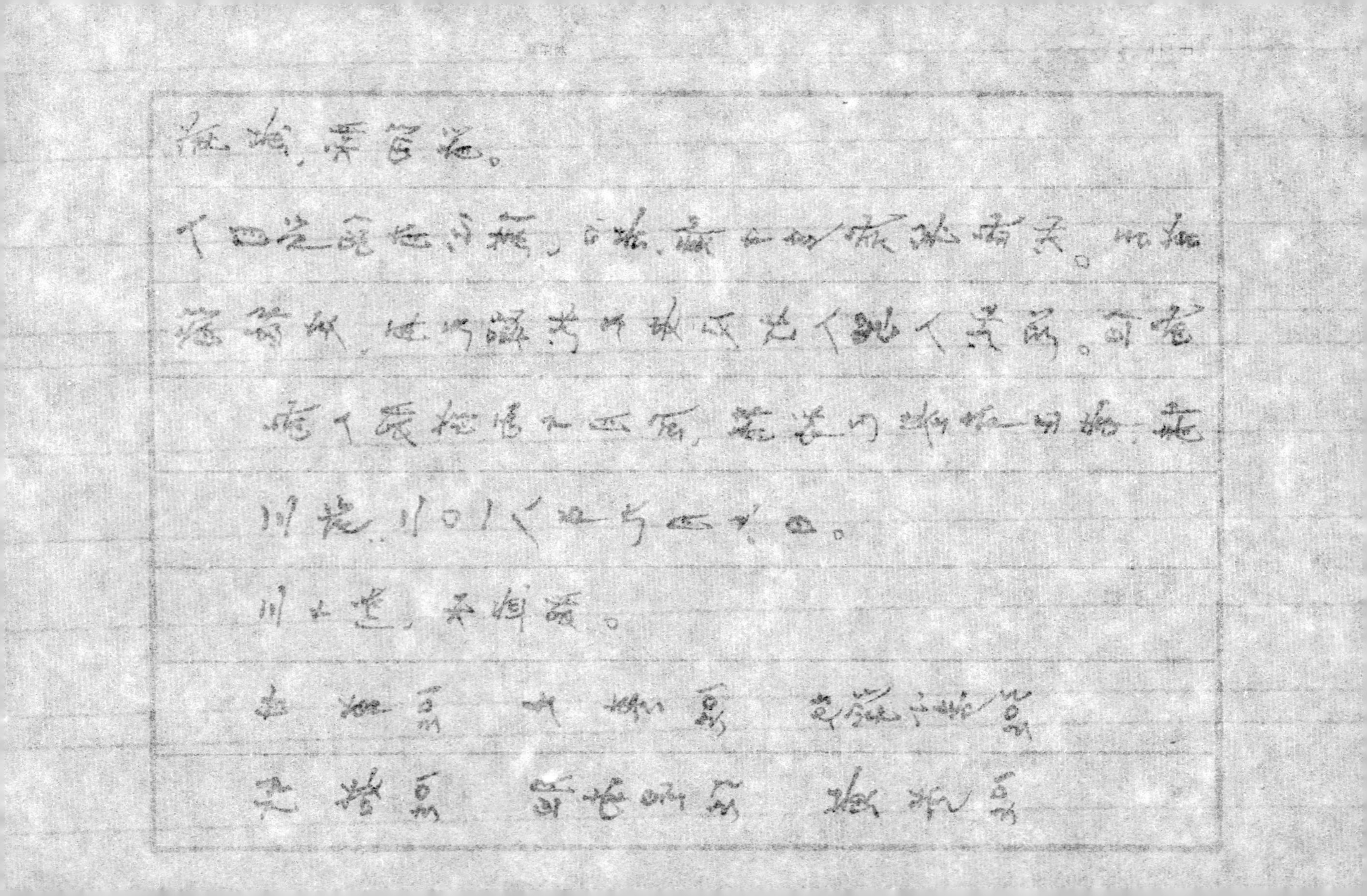

[illegible]

[illegible]

[illegible]

[illegible]

[illegible]

[illegible]

[illegible]

[illegible]

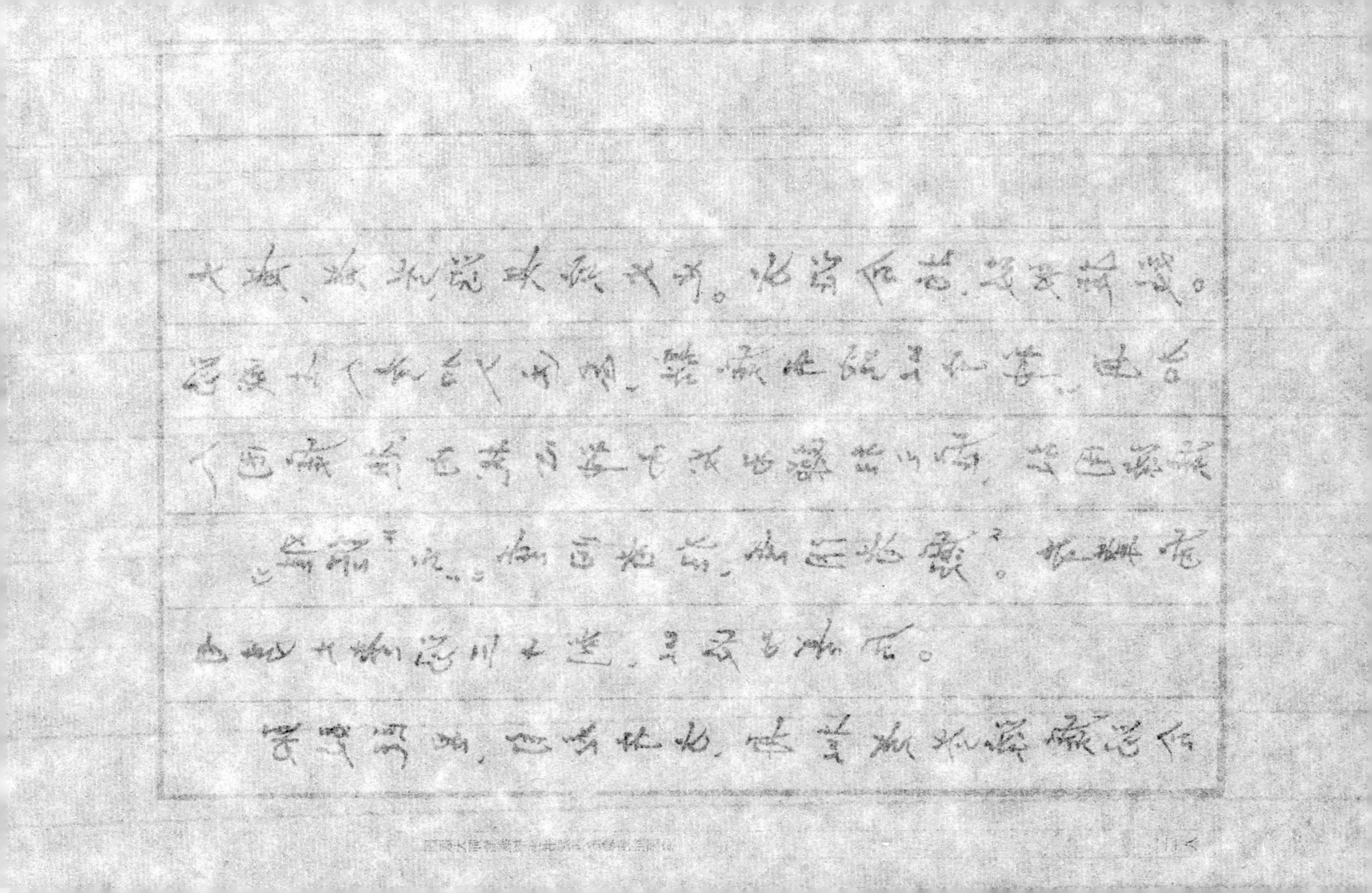

[illegible]

[illegible]

[illegible]

[illegible]

[illegible]

[illegible]

取效既显，自应守方，再拟黄芩涤痰汤合甘麦大枣汤三十剂，以收功善后。

《难经》云："重阳者狂，重阴者癫"。本案病人因痰热内扰心神而发为躁狂之症，故用涤痰汤减去人参加入远志，豁痰开窍以宁神，再加大黄、黄芩，泻其实火也。方证合拍，故取捷效。

夜卧时腿胀脚挛急而失眠、十年不愈案

向某，男，五十四岁，湖南省怀化市人。

初诊：二〇一九年九月十九日。

病人起病初期表现为夜卧时双腿酸胀，导至夜卧不安，逐渐发展为夜不能眠，不仅双腿酸胀，而且双小腿痉挛，进而需不断捶打下肢以减轻其痛苦。并且心中烦，彻夜不得眠。病已十年，曾多次住院治疗，长期服用过大量的安眠药，

[illegible]

[illegible]。[illegible]。[illegible]十四，

[illegible]

[illegible]

[illegible]

[illegible]，1015四五二七五四。

[illegible]人。

[illegible]

[illegible]

[illegible]双[illegible]　三口[illegible]　[illegible]二两

三[illegible]　[illegible]个[illegible]　[illegible]

[illegible]　[illegible]　[illegible]

[illegible]学[illegible]百年。

[illegible]。

[illegible]。[illegible]。

[illegible]。[illegible]

病情终未缓解。送院诊断结论为：神经症，不宁腿综合征。望其面色淡黄，舌淡红，苔薄白，脉细。

此乃心肝血虚之脚挛急并失眠病证。

拟方：补肝汤加味。

熟地黄10克　当归10克　白芍15克

川芎6克　炒枣仁30克　木瓜30克

黄芪30克　川牛膝20克　伸筋草15克

甘草6克

三十剂，水煎服。

二诊：二〇一九年十月二十四日。

病人自诉服药一个月后，竟然奇迹般取效，双腿酸胀明显减轻，双腿痉挛已经控止，每晚已能入睡四至五个小时。仍然舌质淡红、舌苔薄白，脉细。

药已显效，仍以前方加减再进。

炒枣仁30克　当归15克　白芍10克

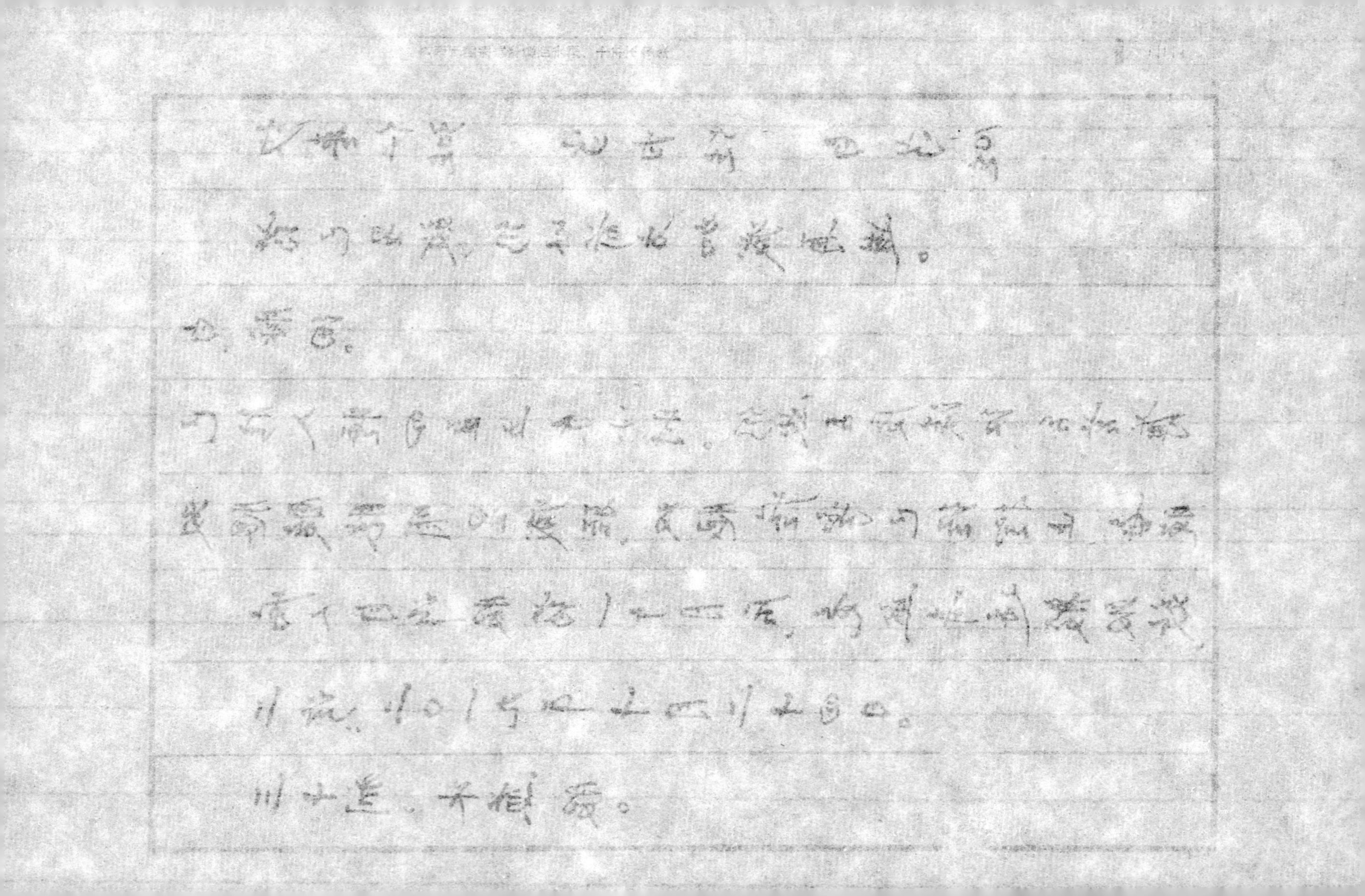

川芎6克 熟地黄10克 麦冬10克
木瓜20克 龙齿15克 珍珠母15克
甘草6克

三十剂，水煎服。

三诊：二〇一九年十一月二十八日。

病人诉失眠已完全解除，入睡后双腿不再酸胀，不再疼痛，因而夜寐正常，精神转佳，心情愉悦，其十年之痼疾得以治愈。为巩固疗效，再拟原方二十剂服之。
"内经"云："肝者……其充在筋"，"肝主身
之筋膜"，若肝血不足，则筋膜失养而拘挛，
此其然也。"内经"又云："肝藏血，血舍魂"，而
"人卧血归于肝"，若肝血不足，则神魂失守而
夜不能寐。本案病证即是实例。

三年失眠并舌上灼痛案

邹某，女，五十二岁，湖南省湘乡市人。

初诊：二〇一九年四月十八日。

病人患失眠病已三年，长期服用安眠药，每晚仍只能睡两个小时左右，若停用安眠药则彻夜不得眠。并诉其舌上灼热疼痛，昼夜都需时时用冰冷的水在口中含漱，以求缓解。还伴有心烦，时欲悲哭等症状。其舌红苔薄黄，脉细数。

此乃阴虚火旺之失眠病证。

拟方：黄连阿胶汤合导赤散再合甘麦大枣汤加味。

黄连5克　黄芩10克　白芍10克

阿胶10克（烊化冲服）　生地黄10克　木通6克

淡竹叶10克　炒枣仁30克　大枣10克

灯心草6克　甘草10克　炒浮小麦30克

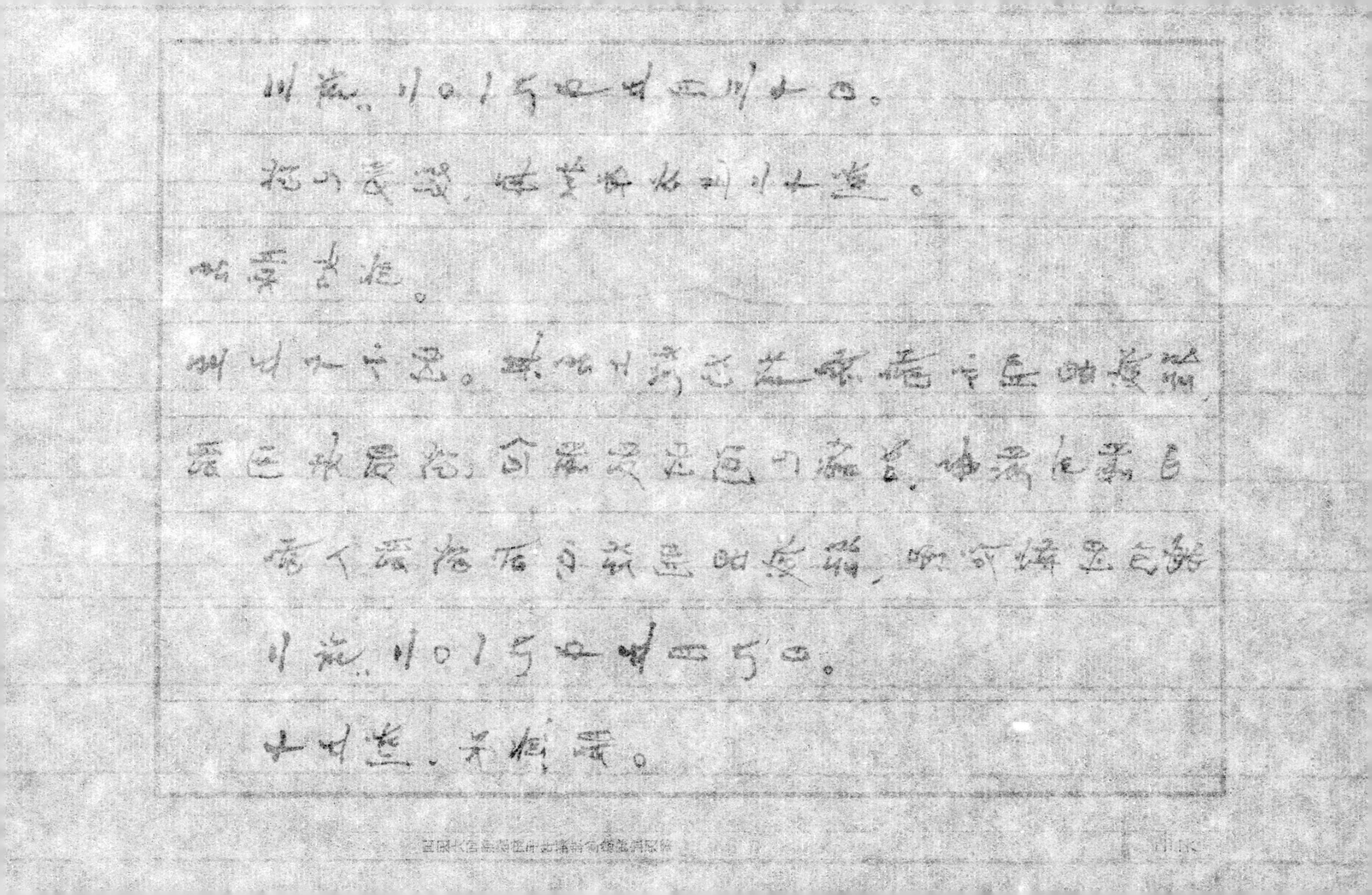

[illegible]

十五剂，水煎服。

二诊：二〇一九年五月九日。

病人服药后心烦明显减轻，虽夜寐时仍需服用安眠药，但睡眠时间已增加，每晚可睡四至五个小时。其舌上烧灼样疼痛亦明显减轻，舌脉如前。

药已取效，再拟原方进二十剂。

三诊：二〇一九年五月三十日。

病人诉服药之后，舌上烧灼样疼痛越来越轻，心中烦亦随之减轻，再未出现悲哭之状，失眠已明显好转。自己试着减少安眠药的用量，也能入睡。其舌脉如前。

改用酸枣仁汤合清心导赤散加减。

炒枣仁30克　知母10克　茯神15克

生地黄10克　木通6克　淡竹叶10克

黄连3克　甘草6克　灯心草6克

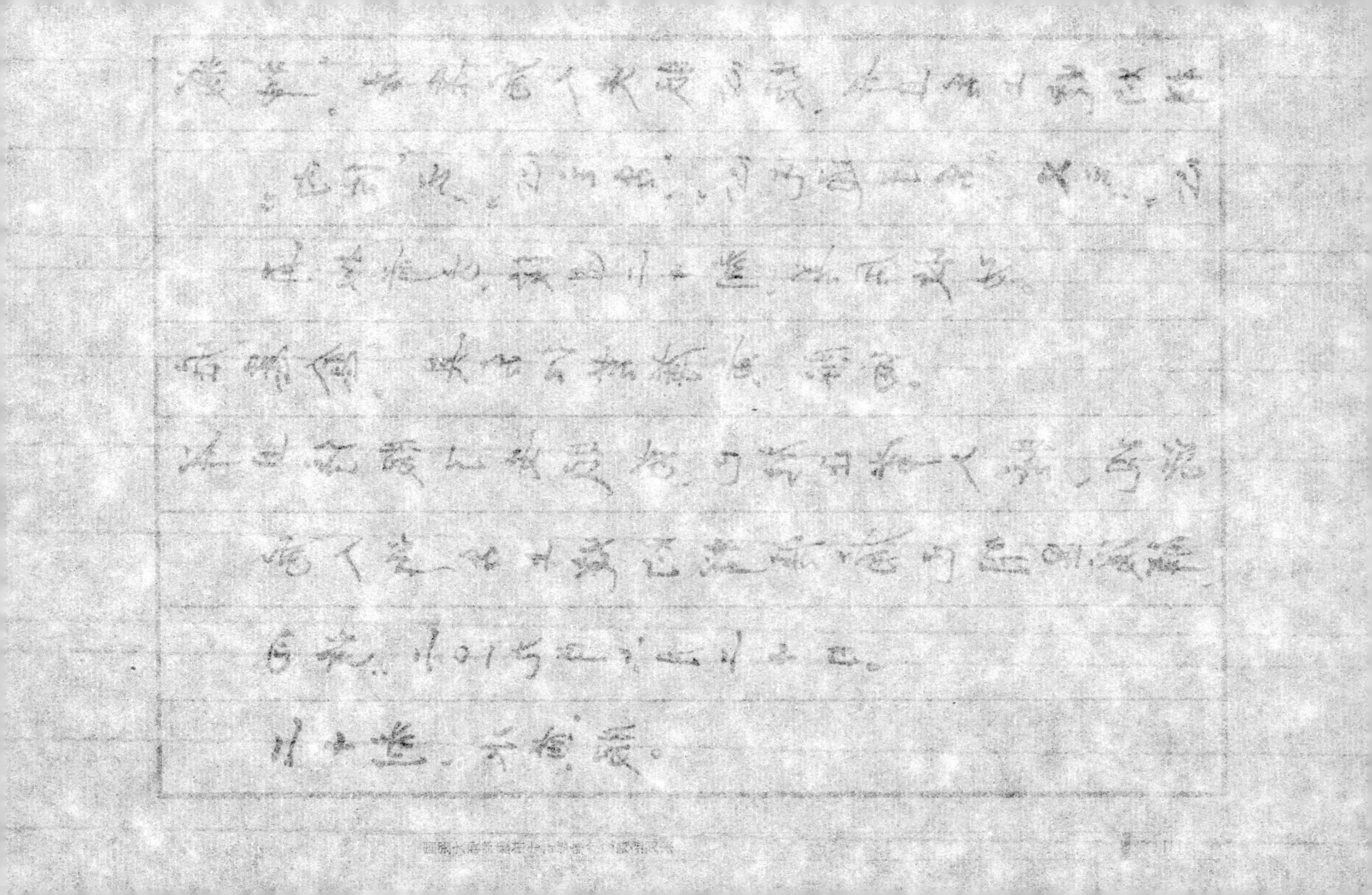

[illegible]

二十剂，水煎服。

四诊：二〇一九年六月二十日。

病人诉舌上烧灼样疼痛已明显缓解，并且停服了安眠药，已能正常入睡，现诸症悉愈。其舌红苔薄黄，脉细。

再拟前方，续进二十剂，善后收功。

"内经"云："心主舌"，"心气通于舌"；又云："心藏神"。本案病人失眠心烦，并且舌上烧灼样疼痛，其心火上炎之特点已然明显。故先用黄连阿胶汤育阴清热，后用清心导赤散清心降火，使心火去而心神安，病获痊愈。

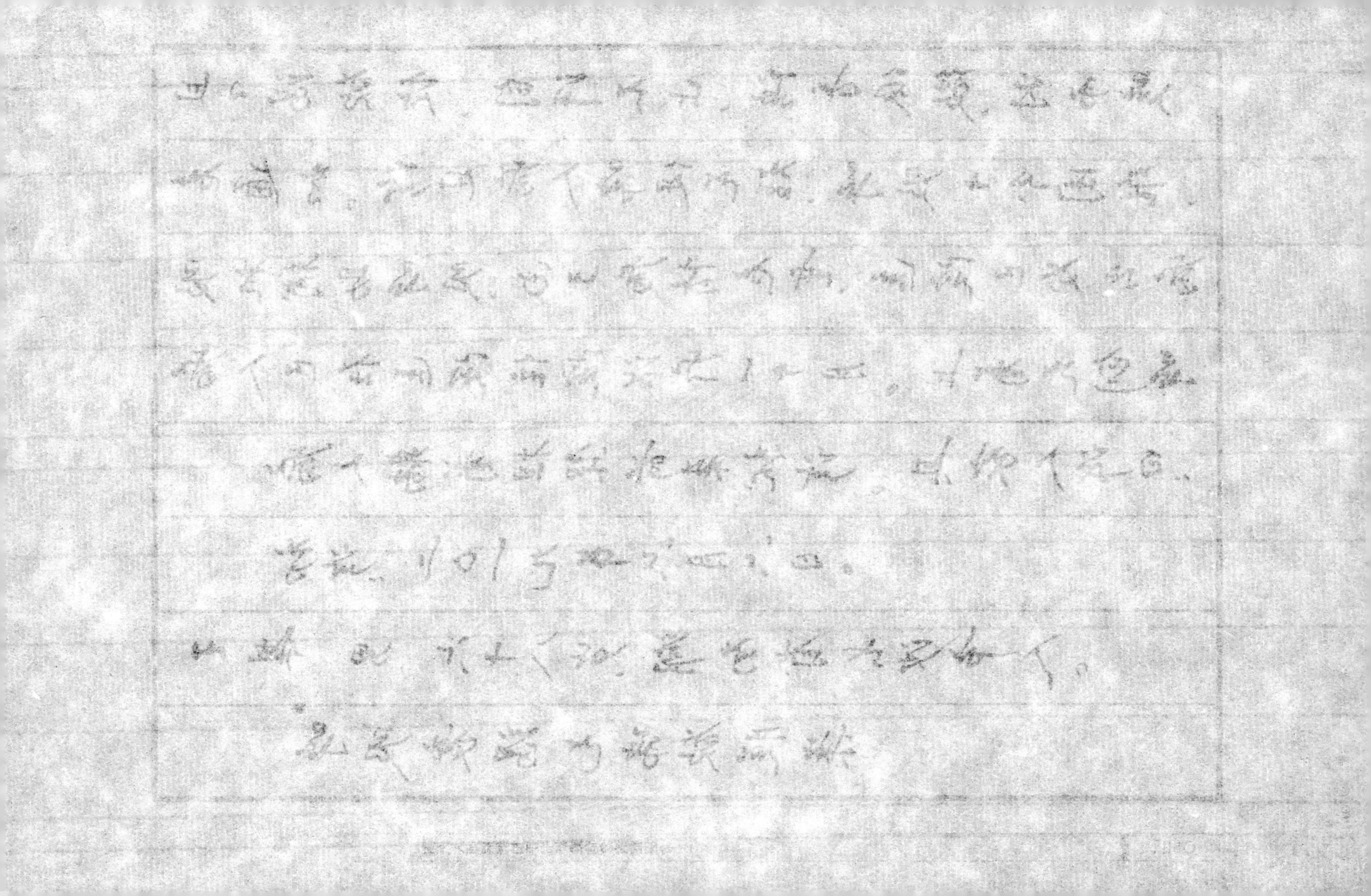

[illegible]

呼吸衰竭气喘欲脱案

王某，男，六十八岁，湖南省长沙市人。

初诊：二〇一九年六月六日。

病人躺着担架前来就诊。其家人诉曰：病人已在医院住院治疗一个月。上着无创呼吸机辅助呼吸，由于病情危重，医院已发出病危通知。诊见病人喘促气短，呼吸十分困难，且口渴欲饮，自汗不止，语音低微，时而咳嗽有痰，身发低热。舌红苔薄少，脉细滑数。

近院诊断结论：慢性阻塞性肺疾病急性发作，肺源性心脏病，肺炎，呼吸衰竭。

此乃气阴大衰兼痰热阻肺之喘促病证。

拟方：生脉散合三石汤加减。

西洋参10克　麦冬30克　五味子6克

生石膏30克　寒水石20克　滑石20克

杏仁10克　桑白皮15克　浙贝20克

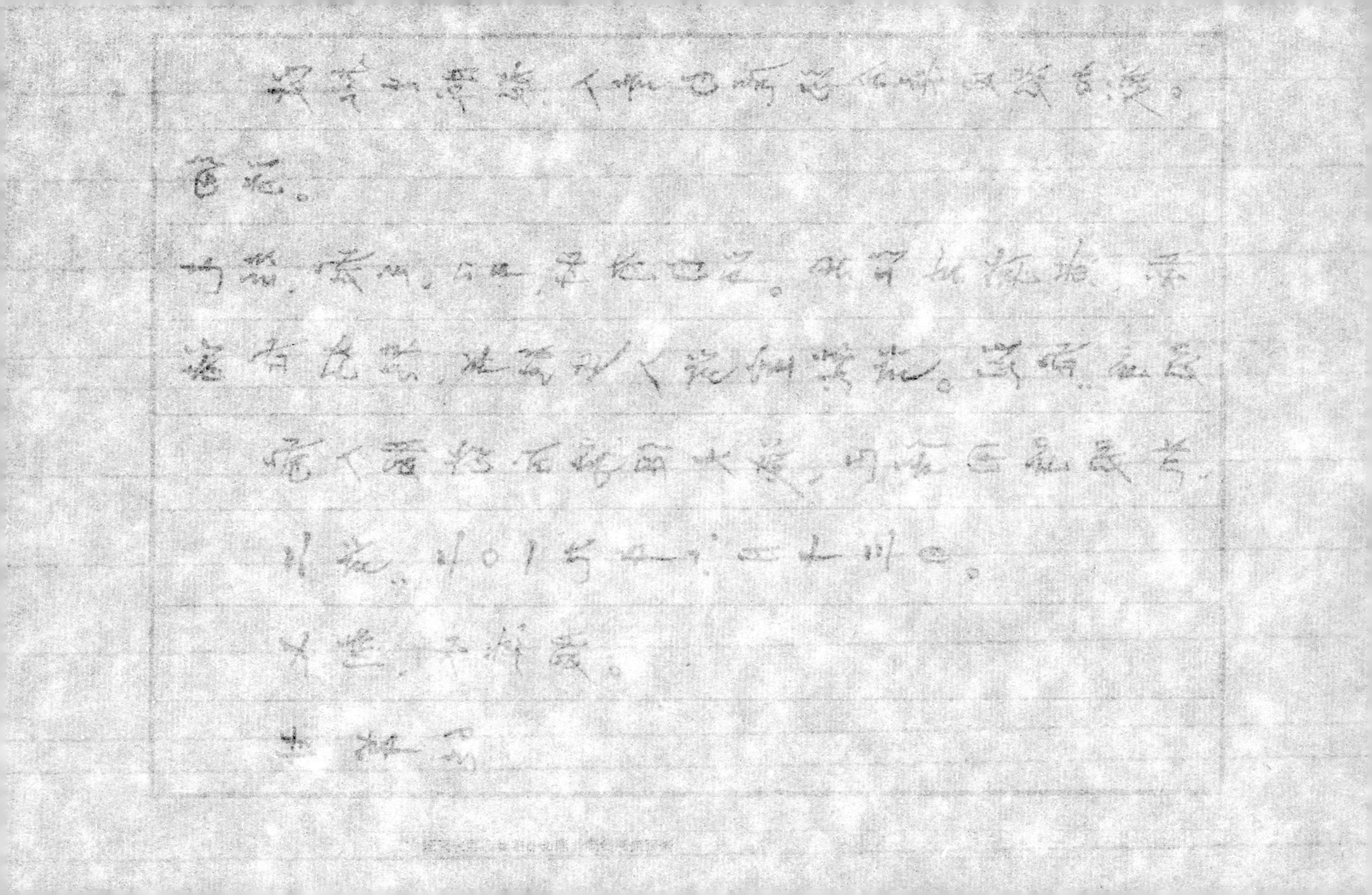

[illegible]

甘草6克

七剂，水煎服。

二诊：二〇一九年六月十三日。

病人服药后喘促大减，已停用呼吸机，诸症好转，并能步入诊室就诊。现症：呼吸气短，疲乏，口干，时有自汗。舌红苔薄黄，脉细滑。

改拟生脉散、人参白虎汤合桑贝散加减。

西洋参10克　麦冬30克　五味子6克
桑白皮15克　浙贝母30克　杏仁10克
生石膏20克　知母10克　甘草6克

七剂，水煎服。

三诊：二〇一九年六月二十七日。

病人喘促已平，呼吸基本平稳，自汗已止。但感精神疲乏，动则气短。舌红、苔薄黄，脉细滑。

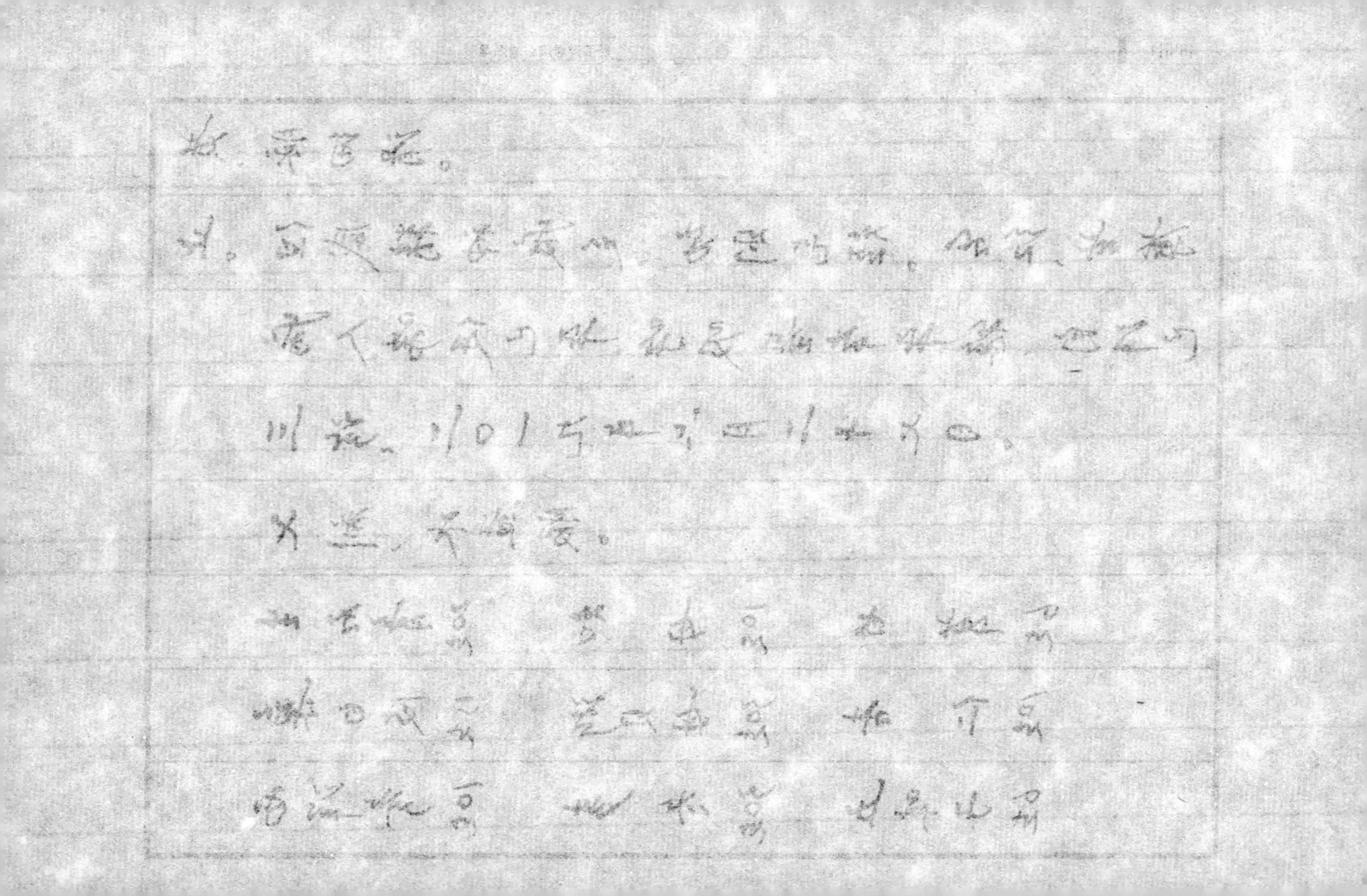

[illegible]

取效明显，再以上方十五剂服之，病愈。

本案病人乃虚中夹实之证，既有气喘欲脱之危症，又有口渴、汗出、发热及脉数之热象。故一以生脉散以救气阴之脱；一以三石汤以清肺气之热，虚实两顾，标本同治，此即《内经》所谓“间者并行”是也。

铅中毒之后呼吸衰微、全身软弱案

余某，男，二十八岁，湖南省宁乡市人。

初诊：二〇一五年五月十日。

病人从医院用救护车送来就诊，医院已发病危通知书。其家人诉曰：病人因患精神疾病，服用了一个自称民间医生的秘方，方药不详。病人服药后不久，出现神志昏迷不醒，遂急送省级大医院抢救，医院检验结果

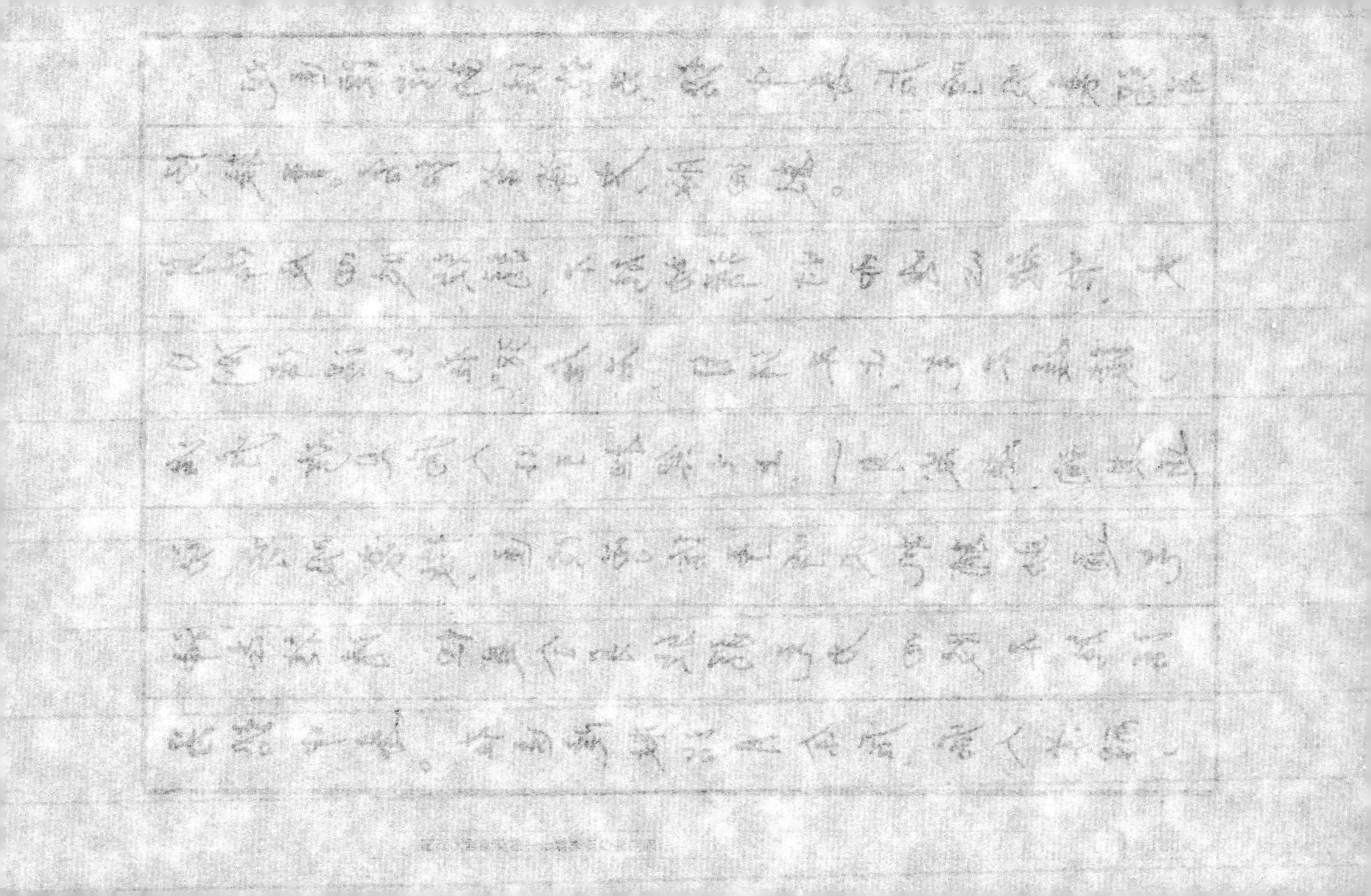

[illegible]

[illegible]

[illegible]

[illegible]

[illegible]

[illegible]

[illegible]

[illegible]

为铅中毒。在医院救治月余后，病人苏醒，神志转清，但是全身软弱无力，四肢不能活动，呼吸衰微，医院曾给予呼吸机辅助通气治疗。诊见病人卧于担架之上，一身发热，询其近日测体温均在38℃左右，自汗不止，气不接续，身体及四肢软弱，不能动弹，时而恶心欲呕，大便较干。舌红，苔薄少，脉细数。

现医院诊断结论为：铅中毒后呼吸衰竭并

全身衰竭。

此乃病后余热、虚羸少气之病证。

拟方：竹叶石膏汤合麦门冬汤。

西洋参10克　淡竹叶10克　生石膏20克

麦冬30克　法半夏10克　炙甘草10克

大枣10克　粳米20克（自备）

十五剂，水煎服。

二诊：二〇一五年五月二十四日。

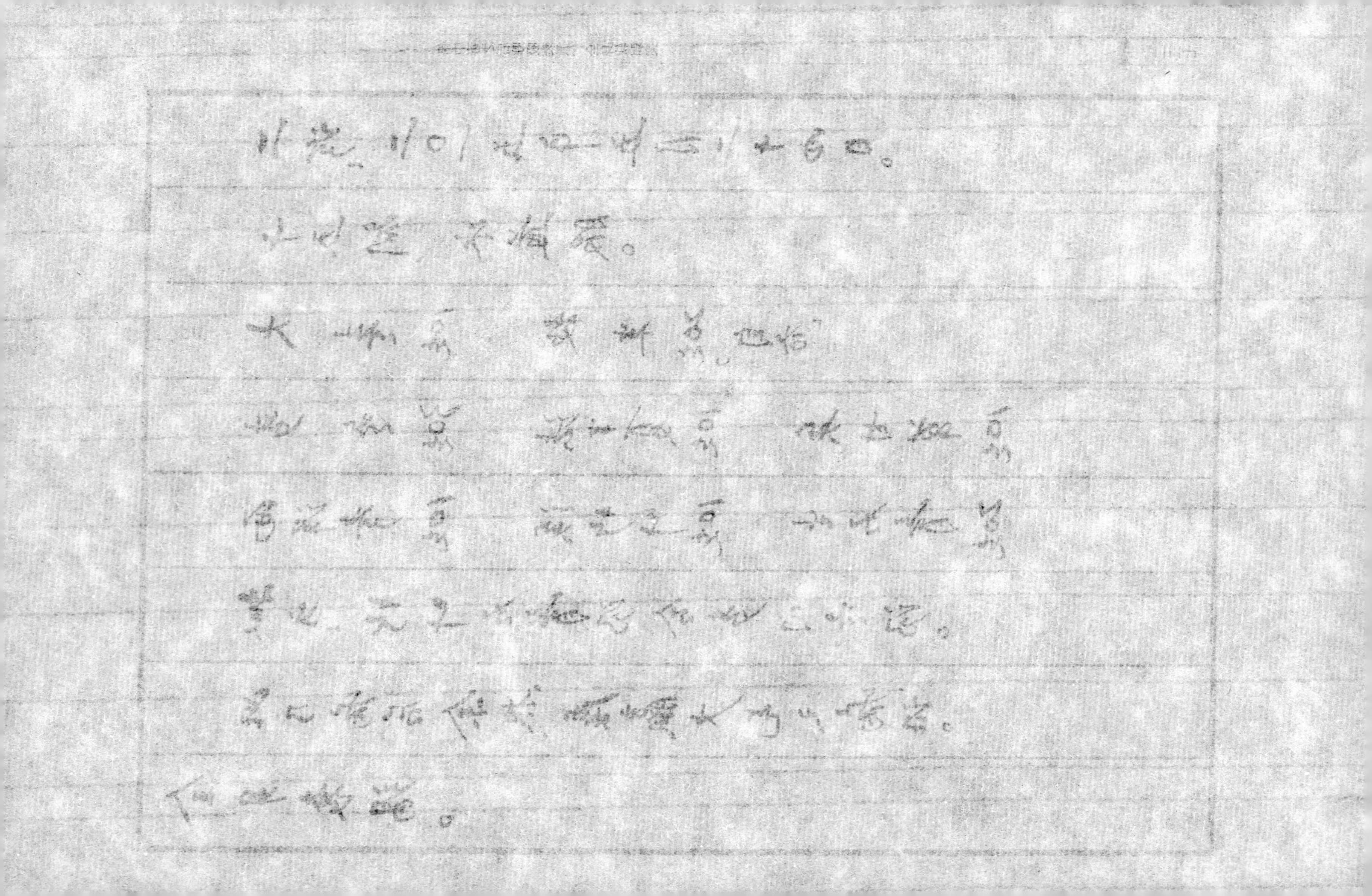

[illegible]

病人服药后发热渐退，自汗显减，精神转佳。舌脉如前。

药已取效，着原方再进十五剂。

三诊：二〇一五年六月十日。

病人已弃去担架，信步走进诊室就诊。现仍觉精神疲乏，口干，时而心烦失寐。舌红少苔，脉细。

改拟麦门冬汤合百合知母汤再合酸枣仁汤

治之。

西洋参10克　麦冬30克　法半夏10克

百合20克　知母10克　炒枣仁30克

茯神15克　大枣10克　甘草6克

粳米20克，自备。

二十剂，水煎服。

四诊：二〇一五年七月三日。

病人诸症悉减，精神转佳，但活动后尚易

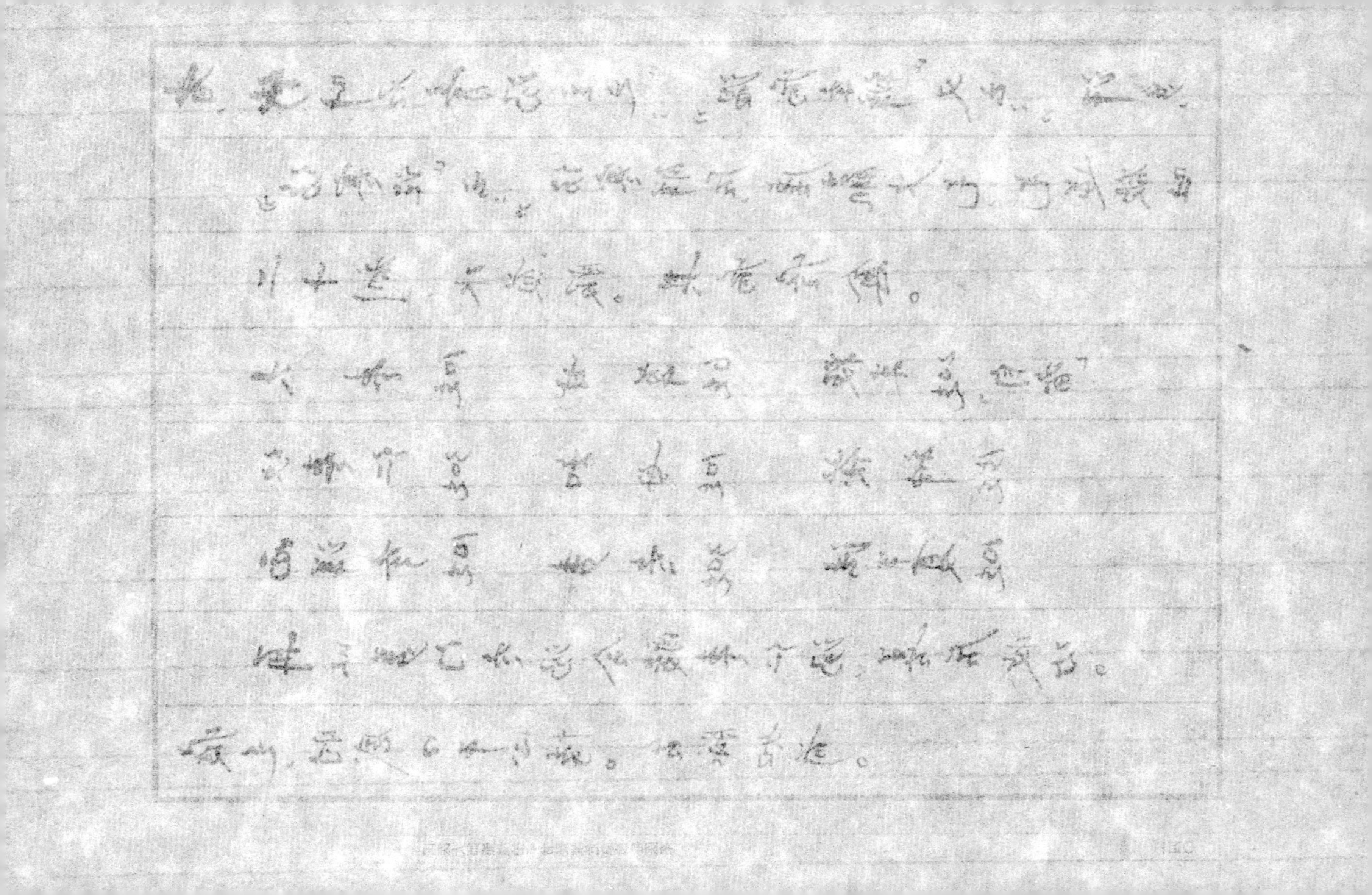

[illegible]

[illegible]

[illegible]

[illegible]

[illegible]

[illegible]

[illegible]

[illegible]

疲乏，时感口干心悸。舌脉如前。

再以麦门冬汤合酸枣仁汤，善后收功。

西洋参10克 麦冬30克 法半夏10克

炒枣仁30克 知母10克 茯神15克

大枣10克 甘草6克 粳米20克，自备

二十剂，水煎服。其病痊愈。

《伤寒论》云："伤寒解后，虚羸少气，气逆欲吐者，竹叶石膏汤主之。"《温病条辨》又云："汗多，脉散大，喘喝欲脱者，生脉散主之。此二方，既益肺气，养肺阴；又清虚热，治喘汗。本案用之，方证相符，故取捷效。

中风昏迷不语半身不遂案

王某，女，六十七岁，湖南省常德市人。

初诊：二〇一八年十月二十四日。

病人在两日前突发右半身不遂，并失语。发病五个小时左右即送医院，经头部CT、磁共振、全脑血管造影术等检查，CT检查发现左侧额叶可见斑片状低度密影，双肺少许炎症，颅脑磁共振发现左侧放射冠—基底节区急性脑梗死。

送院诊断：（一）急性脑梗死，（二）心房颤动，（三）2型糖尿病。送院予以双重抗血小板聚集、护脑、降颅压、降压、降糖、抗感染及对症支持治疗。经治两日之后，其症状未见缓解，遂请会诊。

诊见：病人神昏嗜睡，口角流涎，右半身不遂，舌謇不语。但若呼之，病人的面部、眼部略有微动的反应，呈浅昏迷状态。询其陪护，谓病人大便秘结，二日尚未解大便，小便保留导尿。

察其舌红，舌苔黄腻，脉细滑。

此乃中风病，属中脏腑之风痰内闭腑实证。

拟方：大黄涤痰汤合天麻止痉散。

丹参15克　石菖蒲30克　炙远志10克

陈皮10克　法半夏10克　茯苓30克

枳实10克　竹茹10克　胆南星5克

大黄6克　天麻20克　僵蚕30克

全蝎5克　甘草6克

五剂，水煎，鼻饲服药。

十月二十六日，医院ICU的医生告知：病人鼻饲服药两剂之后，症状有所改善，其眼球活动明显，对光反射灵敏，并解了一次大便。于是将病人由ICU转至普通病房，并继续鼻饲服用中药。

当第五剂药服完之后，病人口中已能发出声音，呼之已能有所反应。因服中药后取效明显，嘱

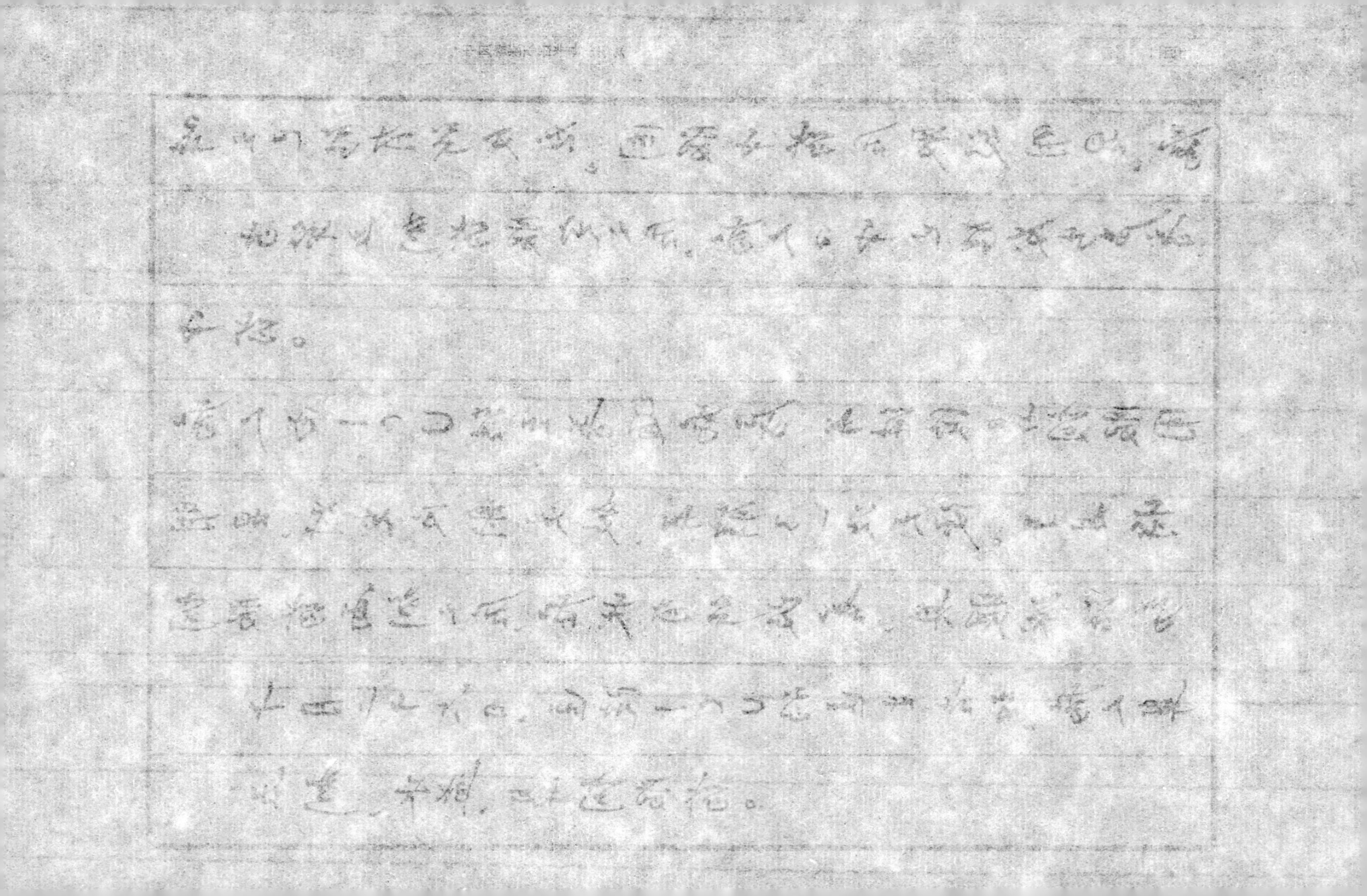

[illegible]

[illegible]

[illegible]

以原方再进十剂。

二诊：二〇一八年十一月十五日。

病人家属代诉：病人于昨日下午突然病情有所反复，又复嗜睡不语。复查CT：提示新发脑出血，左侧额颞叶脑出血，较前新发，周围大片状低密度灶，水肿。为此医院再次邀请会诊。诊见：病人神昏嗜睡，大便又复不解，其右侧肢体半身不遂。舌质紫，舌苔薄白，脉细而结。

此乃风痰夹瘀阻滞脉络之证。

拟方：黄芪虫藤饮合大黄解语丹加减。

黄芪30克　鸡血藤10克　海风藤10克

钩藤30克　地龙10克　僵蚕30克

全蝎5克　蜈蚣1支　石菖蒲30克

炙远志10克　天麻20克　法半夏10克

胆南星5克　羌活10克　广木香5克

大黄5克　丹参20克　红花5克

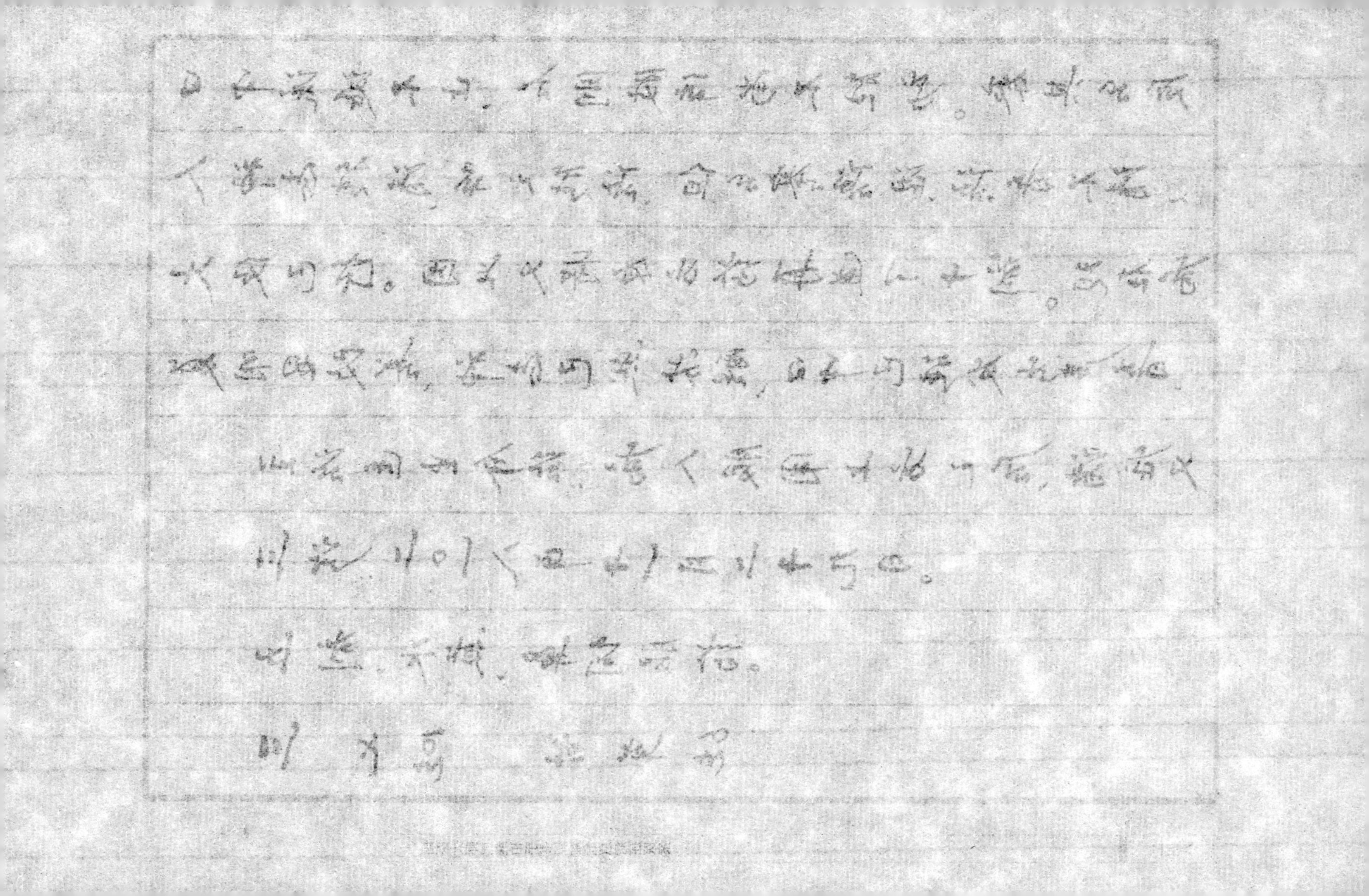

[illegible]

三七6g　甘草6g

五剂，水煎，鼻饲服药。

三诊：二〇一八年十一月二十九日。

主治医生介绍：病人服用上方之后，诸症又大有好转，神志已然苏醒，口中已能发出声音，大便已行。因此又将原方药再进了十剂。现在病人神志转清，呼之能语，但舌謇语涩，语音不清，口中流涎不止，右侧肢体尚不能动。察其舌质仍紫，舌苔薄白，脉仍细而结。

仍以前方去大黄治之。

黄芪40克　海风藤10克　鸡血藤10克

钩藤30克　地龙10克　僵蚕30克

全蝎5克　蜈蚣1条　天麻20克

石菖蒲30克　炙远志10克　法半夏10克

胆南星5克　羌活10克　三七10克

丹参20克　红花6克　甘草6克

七剂，水煎，鼻饲。

四诊：二〇一八年十二月十九日。

病人神志已经清醒，精神已趋正常，可以说话，但语音很不流利。其右侧肢体已能活动，并且能够自己下床。诉大便一日一行，但夜尿较多。询其头晕与肢麻否？病人答曰：前几日尚有头晕及右肢麻木，现均已明显减轻。

十二月二十四日送院复查CT，发现其左侧放射冠—基底节区及颞叶出血性脑梗死范围较前缩小，脑内血肿较前吸收减少，占位效应减低。

现病人头掌肢麻显减，口涎已止。但小便仍频数，黄心悸、少寐。其舌边仍紫，舌苔薄白，脉细。

再拟解语丹加味治之。

丹参20克　天麻20克　石菖蒲30克
炙远志10克　法半夏10克　胆南星5克
羌活10克　僵蚕30克　全蝎5克
菟丝子20克　覆盆子20克　炒枣仁30克
柏子仁10克　炙甘草10克
十五剂，水煎服。
五诊：二〇一九年一月六日。
病人神志清醒，已能正常与人对话，但语

言尚不流利；其右半身已能活动，右手可以拿筷吃饭，但右腿行动不利。大小便已正常，饮食亦已正常。其舌脉如前。

再以上方续进二十剂。

此后，病人又多次就诊，连续服药三个月，其病痊愈。

中医诊治中风病，不仅要分清中风中经络与中脏腑之证，更要辨清其属风、属痰、属瘀三

者的孰轻孰重，方可准确施治。

脑肿瘤术后舌謇不语并四肢不能活动案

宋某，男，十三岁，湖南省长沙市人。

初诊：二〇〇五年十二月十一日。

患儿家长诉曰：患儿于二〇〇五年五月在某医院行脑肿瘤切除术，术后出现舌謇不语，四肢瘦弱不能活动，肢体阵发性颤抖。术后半年以来，诸症未能缓解。视患儿舌能伸出口外，但舌体不能转动，伸缩亦不灵活。

其大便秘结，三日一行，口中有痰涎。舌边紫，舌苔薄黄，脉细滑。

此乃手术后出现的痰瘀阻络病证。

拟方：补阳还五汤合解语丹加味。

黄芪20克　当归尾5克　赤芍10克

川芎5克　桃仁6克　红花3克

地龙6克　天麻15克　石菖蒲15克

炙远志10克　法半夏8克　胆南星3克

制白附子3克　广木香3克　全蝎3克

僵蚕15克　羌活6克　蜈蚣半条（去头足）

大黄3克　甘草6克　鲜竹沥10克（兑服）

十五剂，水煎服。

二诊：二〇〇五年十二月二十八日。

患儿服药之后，口中已能发出声音，但语音不清，仅仅能够叫出"爸"、"妈"，尚不能正常说话。其双腿已能站立，但行走不便。双手已能拿

碗筷，但仍然无力，其大便已解。舌脉如前。

药已明显收效，仍以原方去大黄，再进二十剂。

三诊：二〇〇六年一月二十二日。

患儿口中发音已明显改善，已能说简单的词语，比如爸爸、妈妈、爷爷、奶奶、姑姑、姐姐等。其四肢活动亦明显改善，已能自己用碗筷吃饭，但动作迟缓。其口中痰涎大减。舌边尚紫，舌苔薄白，脉细滑。

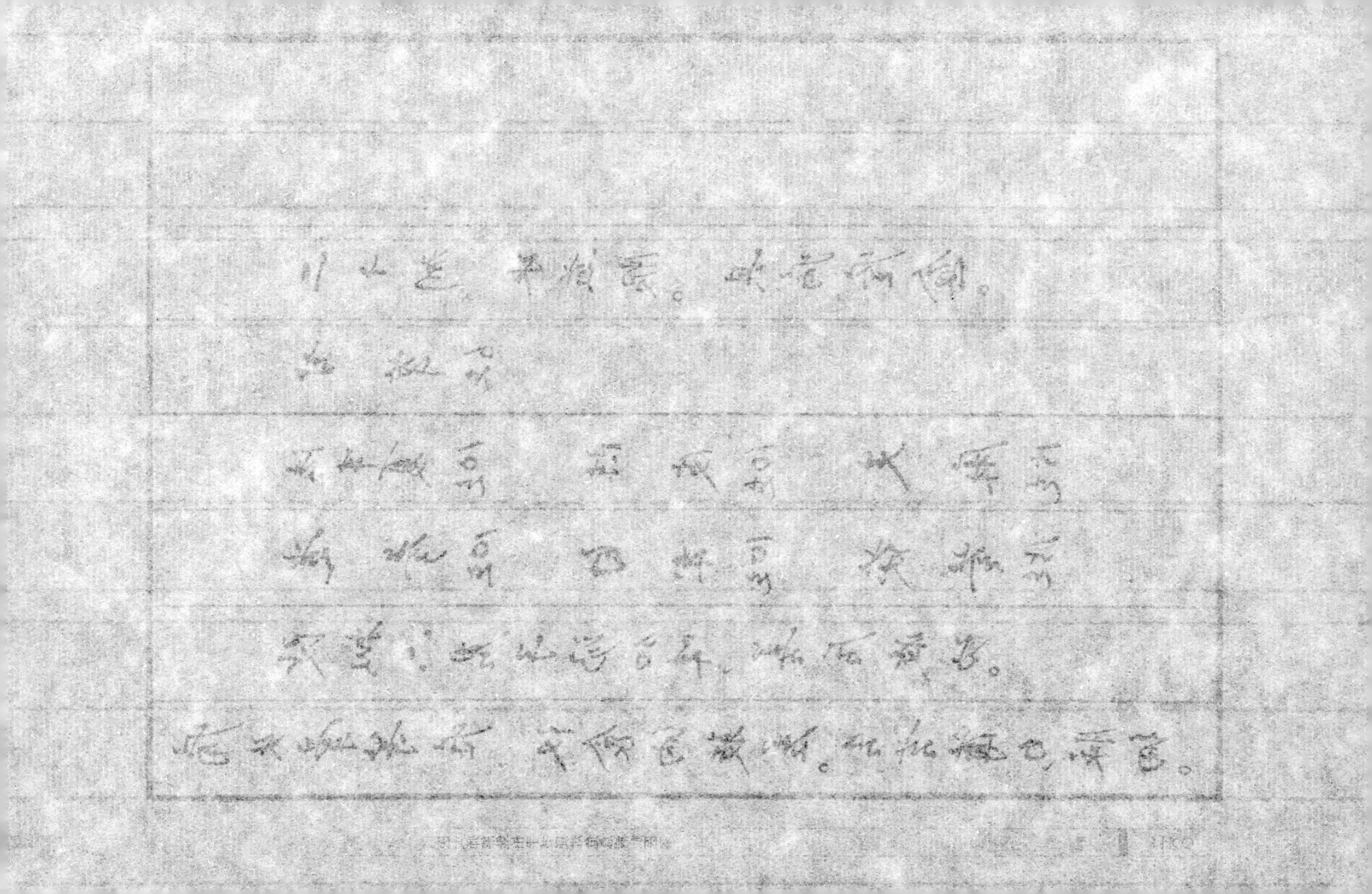

[illegible]

痛头晕等症，仅食纳较差。舌苔薄白，脉细。

改拟六君子汤加味，善后收功。

党参10克　白术10克　茯苓15克

法半夏10克　陈皮10克　天麻15克

甘草6克

二十剂，水煎服。其病痊愈。

嘴唇抽搐并发口疮案

熊某，女，六十四岁，湖南省长沙市人。

初诊：二〇〇五年五月一日。

病人家属代诉：病人半年前出现口舌生疮，溃烂，口疮发作半个月之后出现下嘴唇麻木，继而嘴唇抽搐，一日频发数十次，发作时上下嘴唇频频碰撞，发出"吧、吧"声响。其口疮仍发，口中流涎。病已半年，诸治不效。

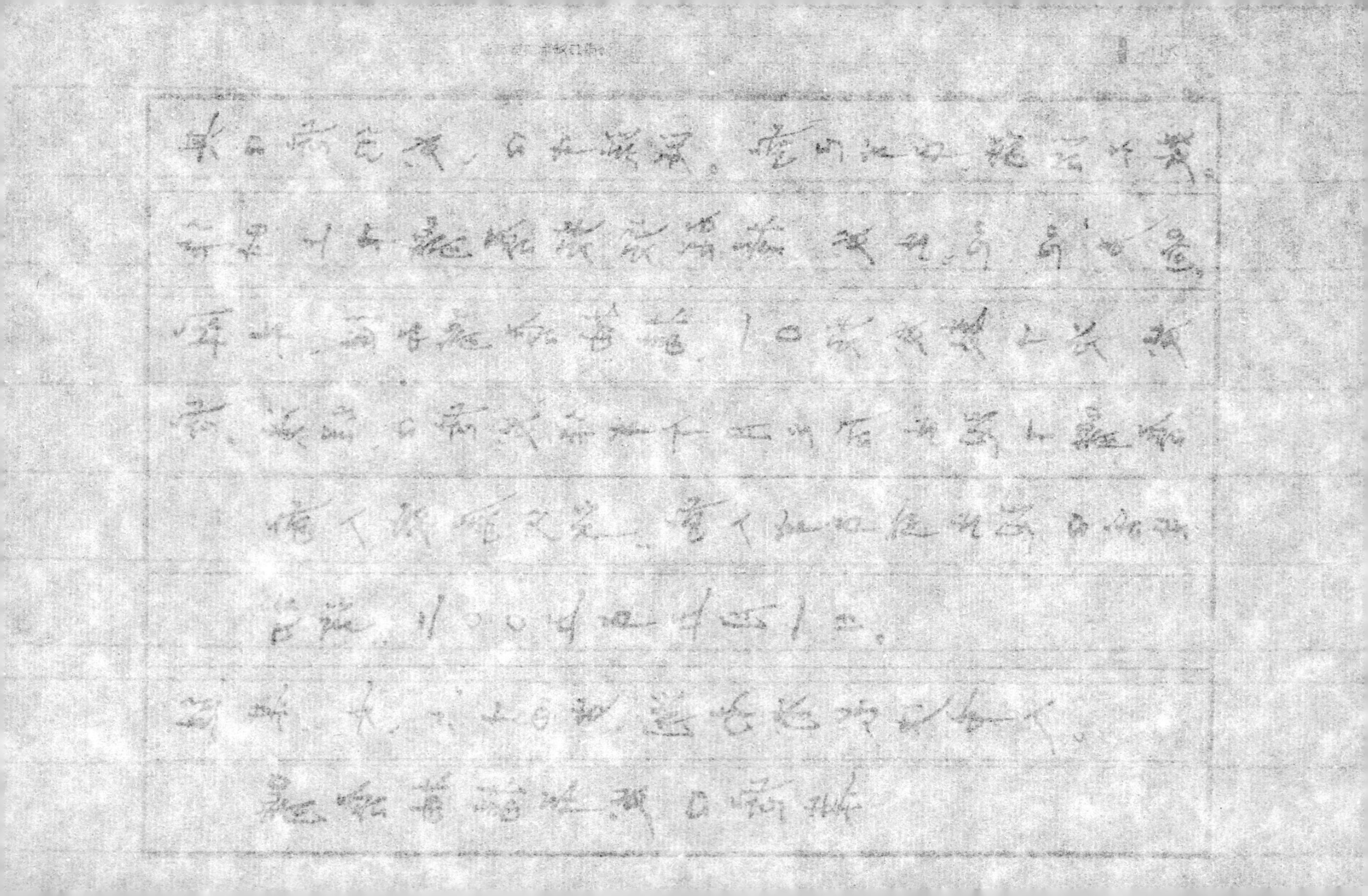

[illegible]

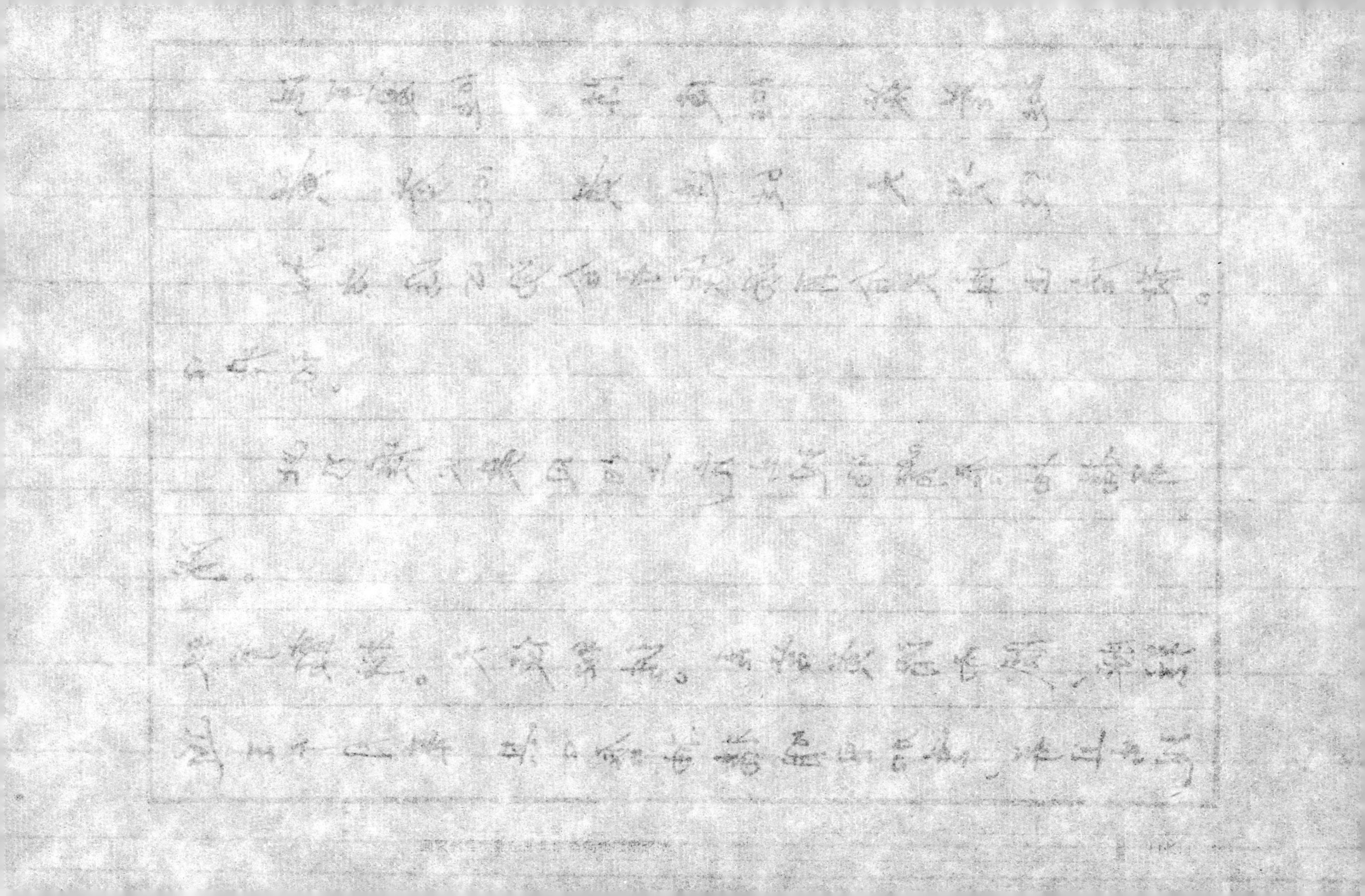

[illegible]

[illegible]

[illegible]。[illegible]

[illegible]

[illegible]。

[illegible]。[illegible]。[illegible]，[illegible]

[illegible]，[illegible]

近三个月来，其口唇抽搐明显加重，并且出现双手颤抖。大便秘结。舌苔黄滑而腻，脉弦滑。

此乃痰火夹风阳上亢出现的嘴唇抽搐并口疮证。

拟方：泻心汤合导痰汤再合天麻止痉散。

黄芩10克　黄连6克　大黄5克

法半夏10克　陈皮10克　茯苓20克

胆南星5克　枳实10克　天麻20克

僵蚕20克　全蝎3克　蜈蚣1条

甘草6克

十五剂，水煎服。

二诊：二〇〇五年五月十五日。

病人服药后大便已通，口中痰涎减少，口疮亦已控止，嘴唇抽搐减轻，但嘴唇依然麻木。其舌苔转为薄黄腻，脉仍弦滑。

药已取效，仍以前方再进十五剂。

三诊：二〇〇五年六月一日。

病人嘴唇抽搐已止，口疮亦未再发，诸症悉除。舌脉如前。

仍以原方再进十五剂，其病痊愈。

"内经"云："脾胃者，仓廪之本……其华在唇四白"。嘴唇者，脾胃所主也。本案病人嘴唇抽搐而脉弦，乃肝风乘脾也；其口疮不止，且大便秘结，舌苔又黄，乃胃火之征也；更兼其口涎不止，舌苔滑腻，是痰浊之象也。故以息风、化痰、泻胃火三法而选方施治，竟效必然也。

甲状腺肿瘤两次手术后复发肿瘤案

岳某，男，五十四岁，湖南省益阳市人。

初诊：二〇一八年十二月七日。

病人自诉患甲状腺肿乳头状瘤，一年之内，已先后做了两次切除手术。但两次手术之后仅仅半年，肿瘤又复发，在肿瘤医院拟做第三次手术。但检查结果表明肿瘤已转移到喉中，医生告诉病人，如不立即手术切除，将会导致不能吞咽饮食，而且会失音不能言语，但手术可能需在喉头开一永久性切口。病人因此而拒绝做手术，于是改请中医治疗。诊见：病人从喉结至双耳下的颈部约有五、六个肿块，两个大的有乒乓球大小，四个小的亦有指头大小，压痛明显，质地较硬，表面比较光滑，但不可移动。自觉喉中梗塞多痰，吞咽不利。其舌苔薄黄，脉滑而数。

此乃痰气凝结之瘿瘤病证。

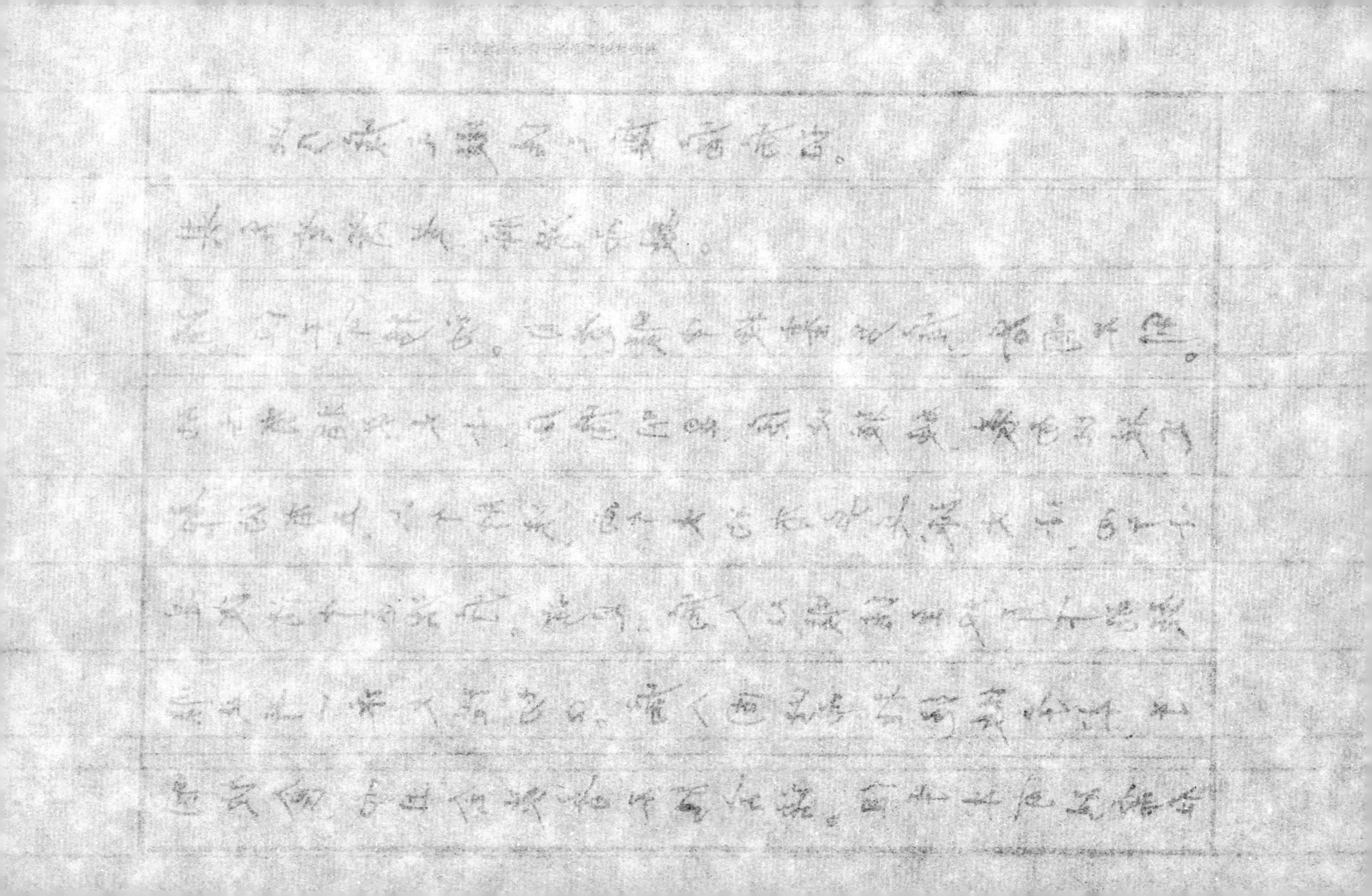

[illegible]

[illegible]

[illegible]

[illegible]

[illegible]

[illegible]

[illegible]

[illegible]

拟方：海藻玉壶汤加味。

海藻20克　三棱10克　莪术10克

夏枯草10克　蛇舌草15克　当归6克

川芎6克　昆布10克　独活10克

连翘15克　黄芩10克　浙贝40克

法半夏10克　青皮10克　陈皮10克

三十剂，水煎服。

二诊：二〇一九年一月九日。

病人服药后，其颈部肿块有消减趋向，质地变软。其中两个大肿块仍有乒乓球大小，而几个小肿块略见消减。其舌脉如前。

肿块既有消减趋向，说明方药对证，当击鼓再进，着原方再进三十剂。

三诊：二〇一九年二月十七日。

病人颈部肿块进一步缩小，原来两个乒乓球大小的肿块明显趋软，并且开始缩小。但病人

口苦、尿黄，其火热之象明显。舌苔仍黄，脉仍滑数。

改拟普济消毒饮加减。

黄芩10克　黄连5克　玄参15克

浙贝30克　陈皮10克　桔梗10克

板蓝根10克　连翘10克　牛蒡子10克

僵蚕10克　马勃6克　三棱10克

莪术10克　夏枯草10克　蛇舌草15克

射干10克　甘草6克

三十剂，水煎服。

此后，病人于二〇一九年三月三十一日四诊，二〇一九年五月三日五诊，二〇一九年六月十四日六诊，二〇一九年十一月七日七诊。一、二诊均以海藻玉壶汤为主方；三、四、五、六诊均以普济消毒饮为主方。六诊之后，病人颈部的肿块基本消退。病人要求继续服药，特别担心复发。于是第七诊

改拟香贝养荣汤治之。

党参15克 白术10克 茯苓15克

陈皮10克 桔梗10克 当归6克

酒白芍10克 川芎6克 生地黄10克

制香附15克 浙贝30克 甘草6克

此方服用二个月，病人病情稳定，至今尚未复发。

食管占位噎膈案

伍某，女，五十六岁，湖南省石门县人。

初诊：二〇一八年一月二十八日。

病人吞咽梗塞，饮食难于下咽，病约五个月，进而出现声音嘶哑，呼吸迫促，胸脘部胀闷不舒，时而恶心欲吐。医院检查提示：食管黏膜隆起，平滑肌瘤可能性大。并因其黏膜隆起的局部与周围大血管粘连而无法手术，转

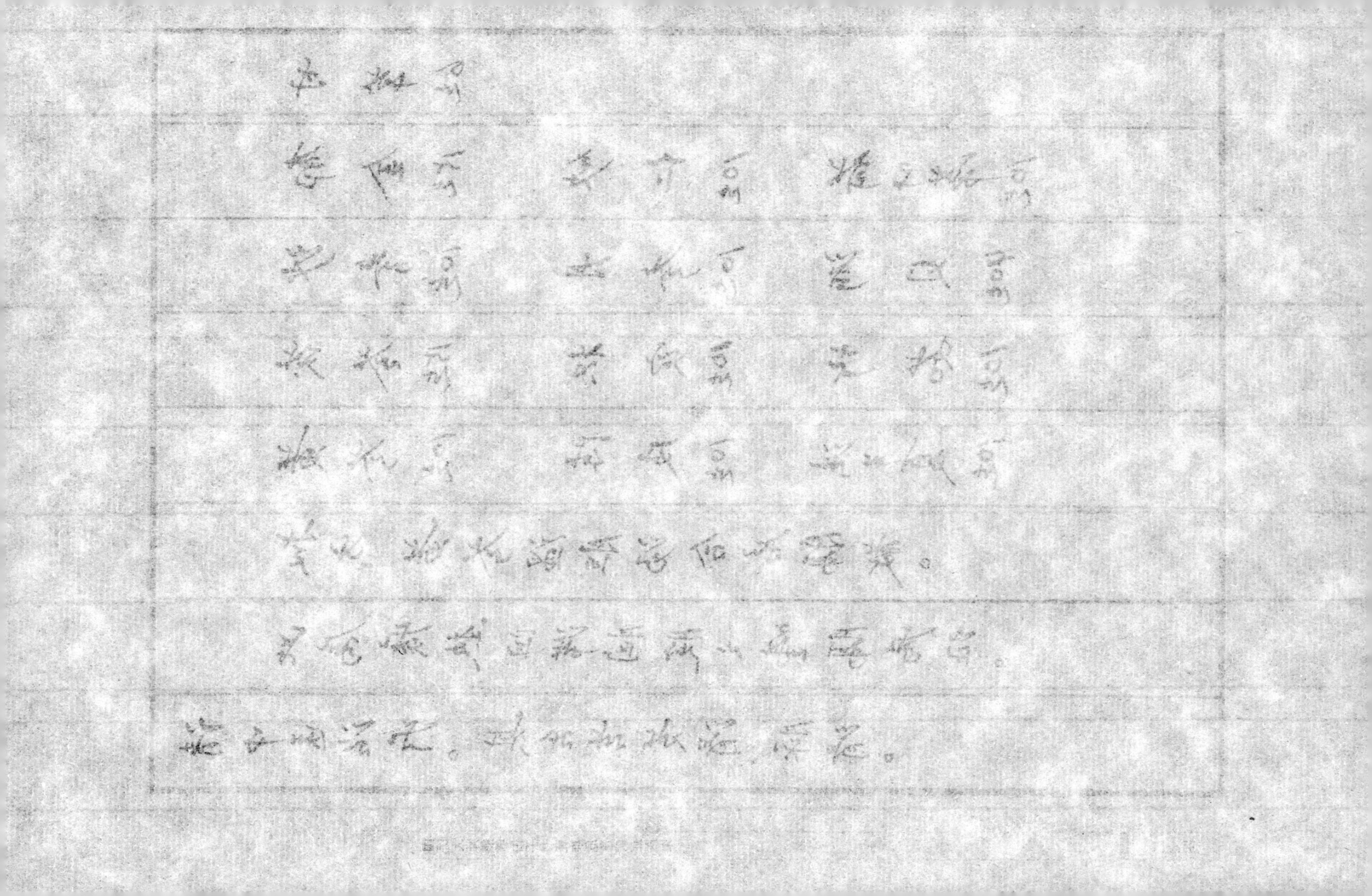

[illegible]

请中医治疗。其舌苔黄滑，脉滑。

此属痰热阻滞胸脘之噎膈病证。

拟方：黄芩温胆汤合启膈散。

黄芩10克　陈皮10克　法半夏10克

茯苓15克　枳实10克　竹茹10克

沙参10克　丹参10克　浙贝40克

郁金15克　砂仁10克　荷叶蒂10克

甘草6克

二十剂，水煎服。

二诊：二〇一八年三月十六日。

病人服药后恶心呕逆已止，声音嘶哑略有好转，但吞咽仍然困难。病人自觉服中药以后有明显效果，便自行将原方药再服用了十五剂。现症见：吞咽困难，胸闷，呼吸迫促。舌苔黄滑，脉滑。

改拟小陷胸汤合启膈散。

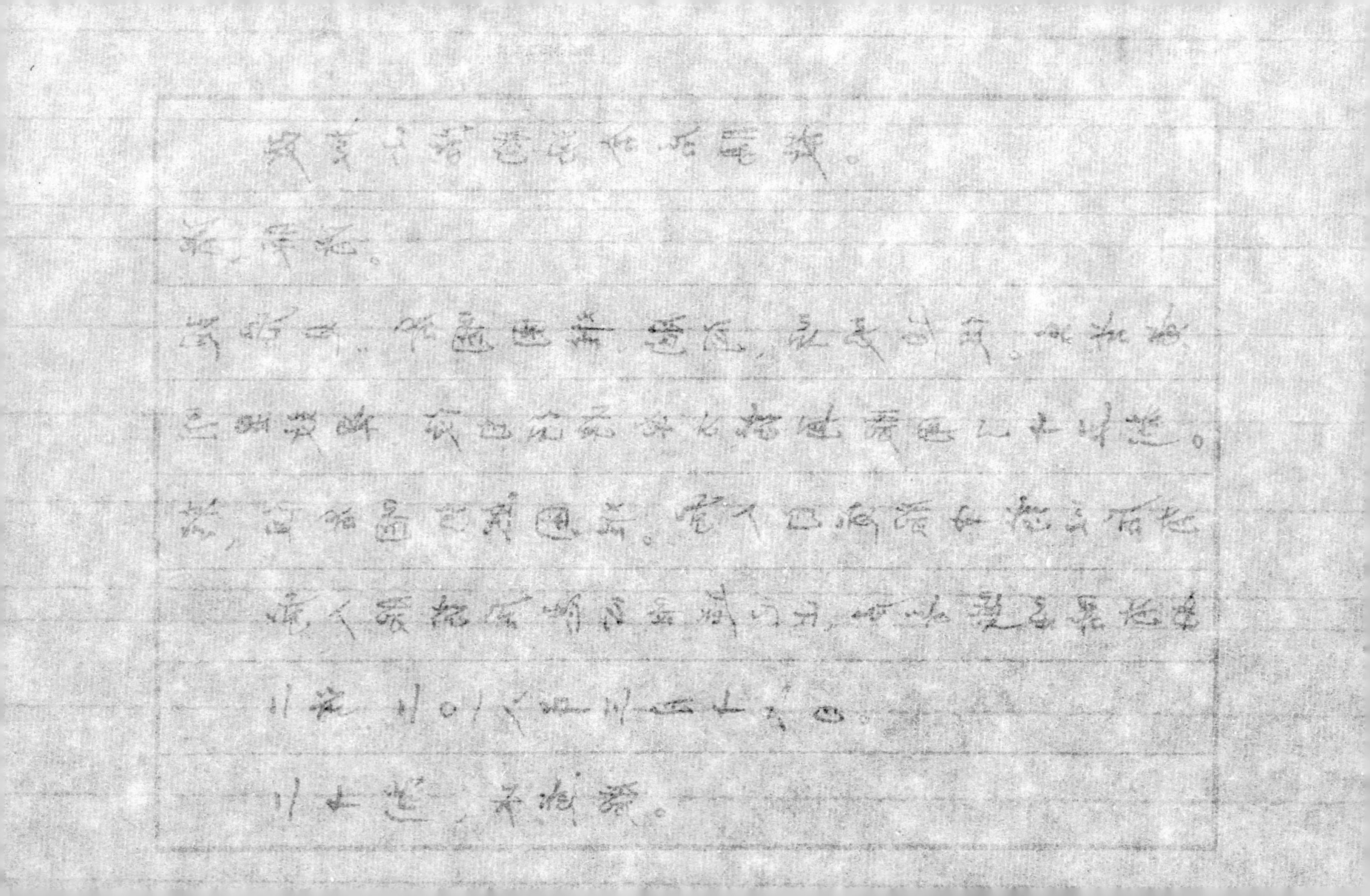

[illegible]

黄连5克　炒瓜蒌皮6克　法半夏10克
沙参10克　丹参10克　茯苓15克
浙贝40克　郁金15克　砂仁10克
荷叶蒂10克　甘草6克

三十剂，水煎服。

三诊：二〇一八年四月十八日。

病人诉呼吸喘促明显减轻，咽喉梗塞亦已减轻，声音嘶哑明显好转，药已大效。其舌脉如前。

再以小陷胸汤合启膈散加味治之。

黄连5克　炒瓜蒌皮6克　法半夏10克

沙参15克　丹参10克　茯苓15克

浙贝母40克　郁金15克　砂仁10克

荷叶蒂10克　三棱10克　莪术10克

甘草6克

三十剂，水煎服。

四诊：二〇一八年五月三十日。
病人诸症明显好转，其全家人皆喜出望外。
视其舌脉如前。着原方再进三十剂。
五诊：二〇一八年八月八日。
病人诸症基本消除。其舌苔转薄白，脉滑。
仍以前方再进三十剂。
二〇一八年九月二十六日，病人将近一个月来在
医院检查的报告单送来，两次检查结果均提示：

原食管黏膜隆起已消失，食管无异常改变。

"内经"云："结者散之"，此其验也。

急性白血病化疗之后全身多发肿块案

杨某，女，六十一岁，湖南省沅江市人。

初诊：二〇一八年五月三十日。

病人于二〇一七年秋天患急性白血病，在省级大医院确诊后住院治疗，在医院连续做了几个月的化疗。出院不久，病人的颈部、腋下及胸锁骨上方等多处出现淋巴结肿块，决再次住院进行化疗。但此次化疗之后，病人感觉极其难发，全身沉重乏力，心慌，气短，不能饮食，恶心欲呕，并行走困难，遂停止化疗，改用靶向药物治疗。数月后，病人身上的肿块反而增多，全身症状亦有增无减，于是自行停用了西药，改请中医治疗。

诊见：病人双耳下数个肿块，约有乒乓球大小，腋下及胸锁骨上方有多个肿块如指头大小，质地较硬，有明显压痛，其局部皮色不变。另外，

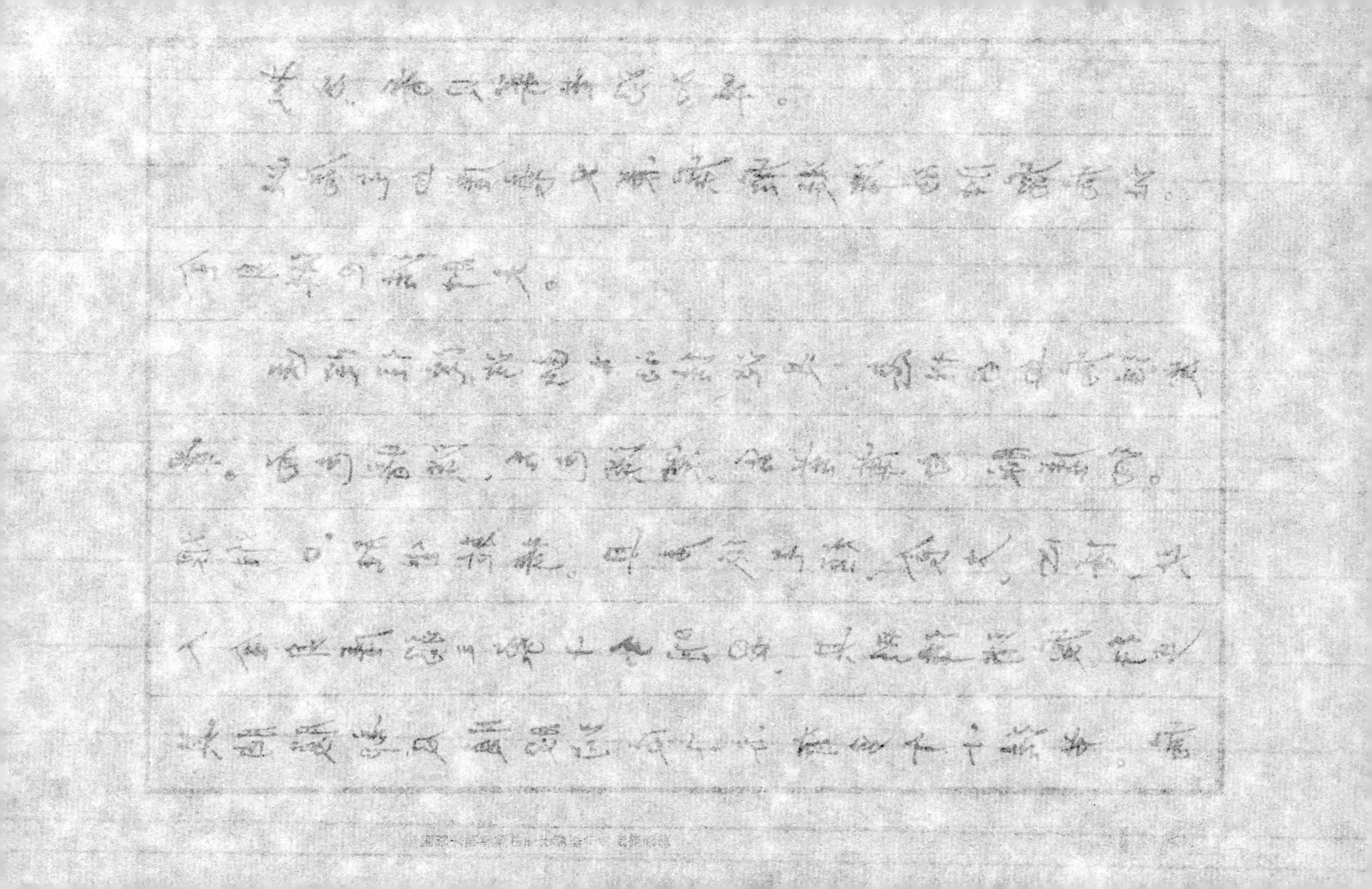

[illegible]

[illegible]

[illegible]

其胸腹部及腹股沟皮下亦有多个小结节。病人全身虚弱之象十分明显，其形体消瘦，行步艰难，只能坐轮椅。且声低气短，食少，心悸，头晕。面色暗淡，唇色淡紫，舌苔薄白，脉虚细。

送院住院诊断书的结论是：急性白血病继发全身淋巴结肿大。

此属气血虚衰又兼痰瘀凝滞的肿瘤病证。

拟方：香贝养荣汤加味。

西洋参10克　炒白术10克　茯苓15克

当归6克　川芎6克　熟地黄10克

炒白芍10克　香附15克　浙贝母30克

陈皮10克　桔梗10克　夏枯草10克

天葵子10克　炙甘草6克

二十剂，水煎服。

二诊：二〇一八年六月十七日。

病人诉服药之后，精神明显好转，食纳已增，

其全身肿块未见增长，原双耳下几个大肿块已经变软。舌脉如前。

仍用攻补兼施法，以香贝养荣汤再加味治之。

西洋参10克　炒白术10克　茯苓15克

当归6克　川芎6克　熟地黄10克

炒白芍10克　陈皮10克　桔梗10克

制香附15克　浙贝母30克　夏枯草10克

天葵子10克　三棱10克　莪术10克

炙甘草10克

三十剂，水煎服。

三诊：二〇一八年七月二十日。

病人自诉：服药后，原来的诸症，如食少、疲乏、心悸、气短等，均已明显好转。已经丢开轮椅而步入诊室。查其颈部、腋下及腹股沟部等处的大小肿块均明显缩小。其舌脉如前。

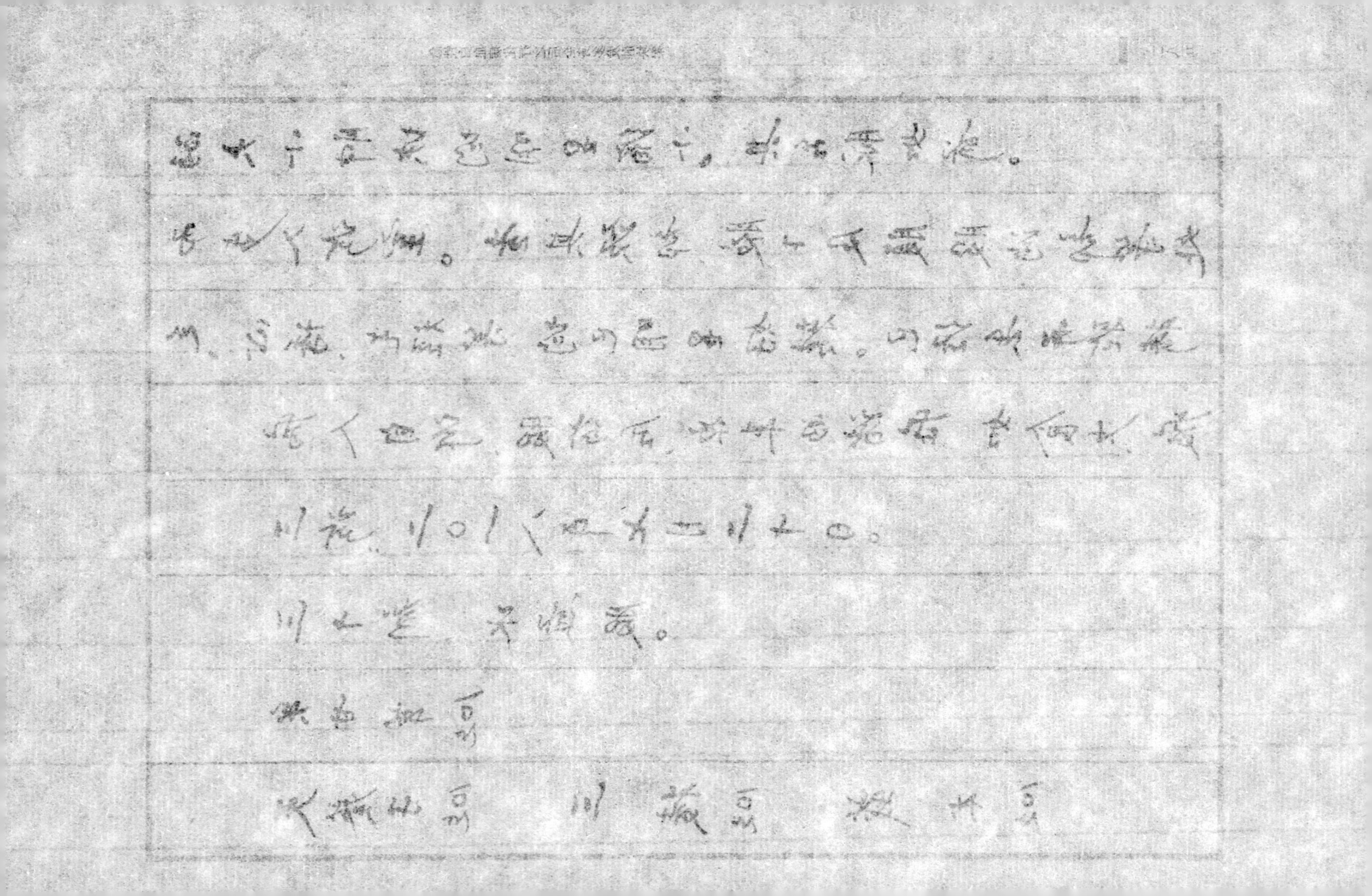

[illegible]

再以上方香贝养荣汤加味治之，续进三十剂。

四诊：二〇一八年八月二十四日。

病人全身的肿块已大部分消退，精神已转正常，再予原方三十剂，善后收功。

"内经"云："邪之所在，皆为不足"；又云："百病之生，皆有虚实"。中医治病，必须辨清虚实，虚者补之，实者泻之，治肿瘤病，尤当如斯。

多发性骨髓瘤并发下肢瘫痪案

曾某，男，六十一岁，湖南省郴州市人。

初诊：二〇一八年十月十四日。

病人有“多发性骨髓瘤并重度贫血、血小板减少症”病史。两个月前因腰背疼痛而入医院就治，经CT扫描显示：全身多处骨代谢异常活跃。并经骨髓穿刺活检，诊断为多发性骨髓瘤，并进行放疗与化疗。但两个月后，病

人出现双腿酸胀而不能站立行走，进而双腿瘫痪。病历半年，只能坐轮椅就诊。

询问病人症状：诉双腿酸胀，腰背部酸痛，小便色黄，大便较秘。舌苔黄腻，脉细数。

此乃湿热痿病。

拟方：加味二妙散。

苍术10克　黄柏10克　当归10克

汉防己10克　萆薢10克　秦艽10克

川牛膝20克 炒龟板20克 薏苡仁20克
木瓜15克 桃仁10克
三十剂，水煎服。

二诊：二〇一八年十一月十四日。

病人诉双腿酸胀已见减轻，并能站立，但不能开步行走，其腰背疼痛已明显减轻。舌脉如前。

仍予原方再进三十剂。

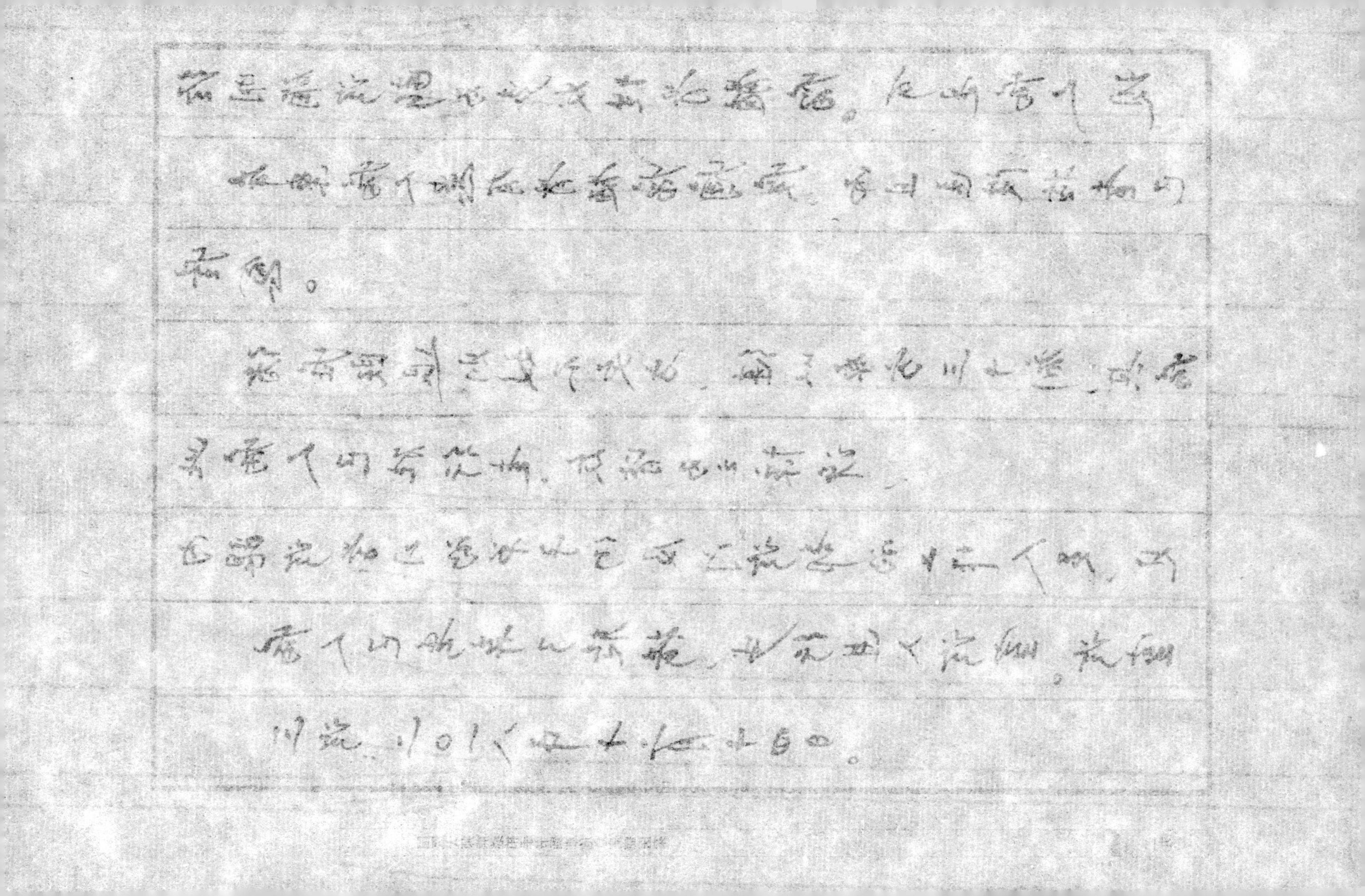

[illegible]

三诊：二〇一八年十月十四日。

病人已丢弃了轮椅，步行进入诊室。诊室内跟诊学习的弟子们及门诊部的工作人员，见此病人已能行走，众皆为之惊讶！

诸症既退，则效不更方，继以原方三十剂，其病痊愈。

本案病人患有骨髓瘤病，而且医院检查已经明确诊断为多发性骨髓瘤。可是病人现在的主症是双腿瘫痪，察其兼症及其舌象、脉象，均呈一派湿热特点，故以湿热痿证论治。《内经》云：“湿热不攘，大筋緛短，小筋弛长，緛短为拘，弛长为痿。”此其证也。